Heidelberger Taschenbücher Band 29

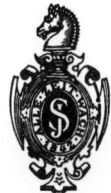

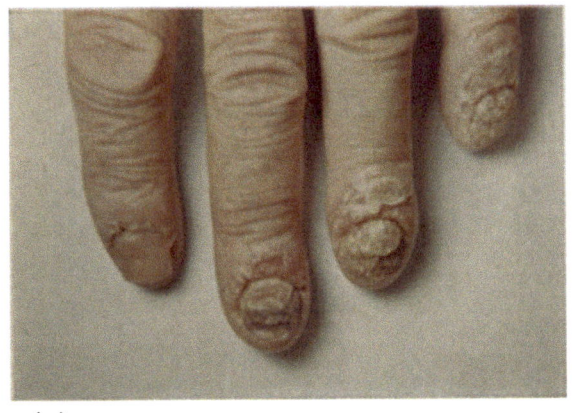
(a)

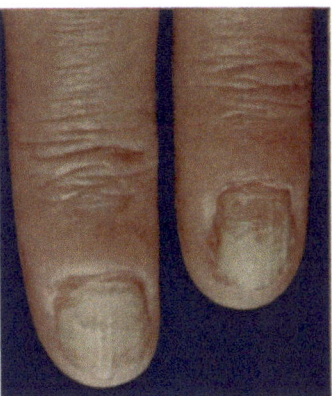
(b)

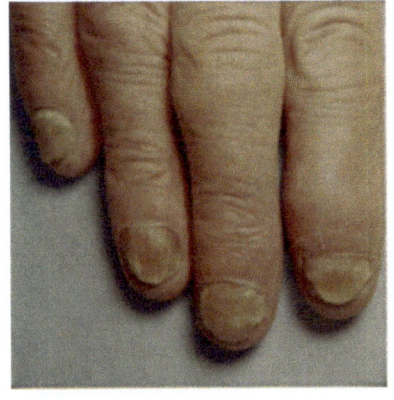
(c)

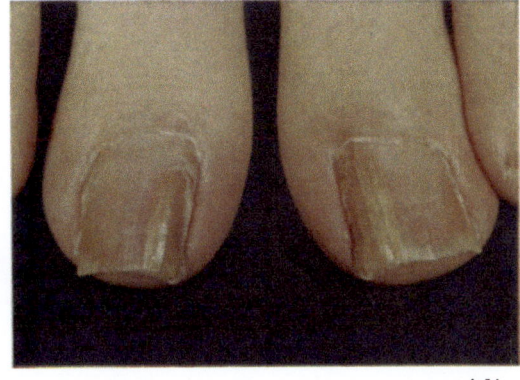
(d)

Tafel I
a) Psoriasis (grobe Veränderungen)
b) Onychomykose
c) Candidainfektion der Nagelplatte
d) Nagelinfektion mit Scopulariopsis brevicaulis.

Inhalt

Einführung VII

Kapitel 1: Anatomie und Physiologie 1

Kapitel 2: Die wichtigsten Nagelsymptome 11

Kapitel 3: Psoriasis 16

Kapitel 4: Nagelmykosen (Tinea unguium) 27

Kapitel 5: Die chronische Paronychie 35

Kapitel 6: Kontaktdermatitis, Ekzem 40

Kapitel 7: Zirkulationsbedingte Nagelveränderungen 45

Kapitel 8: Nagelveränderungen bei Allgemeinerkrankungen . . 50

Kapitel 9: Traumatisch bedingte Nagelveränderungen 59

Kapitel 10: Tumorbedingte Nagelveränderungen 73

Kapitel 11: Verschiedene erworbene Nageldystrophien 79

Kapitel 12: Entwicklungsstörungen 97

Literatur 108

Sachverzeichnis 111

Liste der Farbabbildungen

Tafel I   *gegenüber d. Titelblatt*
Tafel II *gegenüber S. 5*
Tafel III *gegenüber S. 45*
Tafel IV *gegenüber S. 96*

Einführung

Das Interesse für die Physiologie und Pathologie der Nägel nimmt innerhalb der Dermatologie einen nur bescheidenen Raum ein, und viele Probleme warten noch auf eine Lösung. Entgegen aller Vermutung sind Nagelaffektionen nicht selten, besonders nach Bekanntwerden der ersten Erfolge der Griseofulvin-Therapie sahen sich viele Patienten veranlaßt, ärztlichen Rat für Nagelerkrankungen zu suchen, die sie sonst unbeachtet gelassen hätten.

Unter den wenigen Veröffentlichungen über die Häufigkeit von Nagelerkrankungen finden sich die Angaben von O'DONOVAN (1938), wonach unter 6894 Patienten, die 1937 im London Hospital erstmalig untersucht wurden, nur 21 Patienten wegen Erkrankung der Nägel gekommen waren. Das eigene Beobachtungsgut erstreckt sich auf 794 Patienten, die in den letzten 7 Jahren verschiedene poliklinische Abteilungen konsultiert hatten. Eine Zusammenstellung und Trennung in einzelne diagnostische Untergruppen findet sich in den Tabellen 1 und 2.

Tabelle 1

Chronische Paronychie	244
Onychomykose	170
Mißbildungen nach Trauma	124
Psoriasis	77
Periphere Kreislaufstörungen	77
Ekzeme	17
Erworbene Nagelerkrankungen	57
Entwicklungsstörungen	28

Tabelle 2

Die Gruppe der erworbenen Nagelerkrankungen läßt sich weiter aufteilen in:

Onycholyse (idiopathisch)	15
Tumoren im Nagelbereich	12
Akute Paronychie	7
Lichen ruber planus	7
Mediane Nageldystrophie	4
Andere Ursachen	12

Diese Arbeit beruht zumeist auf persönlicher Erfahrung, lediglich das Kapitel 8 wurde unter weitgehender Zuhilfenahme der Literatur geschrieben. Dabei stehen praktische Gesichtspunkte im Vordergrund, um zu zeigen, wie Nagelerkrankungen diagnostiziert und ätiologisch in wesentlichen Punkten abgeklärt werden können.

Die verschiedenen Symptome einer Nagelerkrankung tragen zumeist komplizierte, dem Griechischen entlehnte Bezeichnungen, die zu oft eine Ausweitung auf ganze Krankheitsbilder erfuhren und damit Definition und Abgrenzung noch komplizierter machten. Zudem werden sie oft von verschiedenen Autoren in verschiedenem Sinne gebraucht und sind im Grunde wenig präzisiert.

In geringerem Maße werden diese Bezeichnungen noch beibehalten, meistens verwandten wir das einfachere Synonym unserer Sprache. Weiterhin unterließen wir es bewußt, jede bekannte Nagelerkrankung aufzuführen, um so größere Beachtung konnte dafür den häufig auftretenden Affektionen geschenkt werden. Zudem sind die verschiedenen dermatologischen Erkrankungen mit Nagelbeteiligung nicht weiter erwähnt und sollten in entsprechenden Lehrbüchern nachgeschlagen werden.

Dieses Buch wurde besonders für den praktischen Dermatologen geschrieben. Es ist jedoch zu hoffen, daß es, bedingt durch den Mangel an Veröffentlichungen, die sich speziell mit Nagelerkrankungen befassen, größere Beachtung erwirbt.

Die photographischen Aufnahmen stammen größtenteils aus den Photographischen Abteilungen des Westminster Hospitals und des St. John's Hospital for Diseases of the Skin. Beiden Stellen danke ich für die freundliche Überlassung der Abbildungen.

Abb. 94 und 95 erhielt ich von Dr. IAN MARTIN-SCOTT, Abb. 120 von Dr. W. B. MACKENNA, Abb. 113 von Dr. R. J. CAIRNS, Abb. 114 von Dr. F. J. FRANKLIN und Abb. 115 von Dr. D. S. WILKINSON. Ihnen allen möchte ich herzlich danken.

Ich darf meine Dankbarkeit ebenfalls den vielen Kollegen gegenüber zum Ausdruck bringen, die mir weiterhin Fälle mit Nageldystrophien zuschicken, sowie dem Verlag für Mitarbeit und freundliche Beratung.

1965   P. D. S.

Kapitel 1

Anatomie und Physiologie

Der Nagel dient hauptsächlich als Schutzorgan für die hochempfindliche Endphalanx. Durch ihn wird jedoch ebenso das Tastempfinden gesteigert wie das Greifen kleiner Gegenstände erleichtert. Der vollständige Verlust eines Fingernagels beeinträchtigt die Funktion des Fingers oft erheblich, und schon das Fehlen eines Zehennagels wird als sehr unangenehm empfunden. Bei Klagen über Verunstaltung und Mißbildung des Nagels stehen jedoch kosmetische Probleme im Vordergrund. Zu

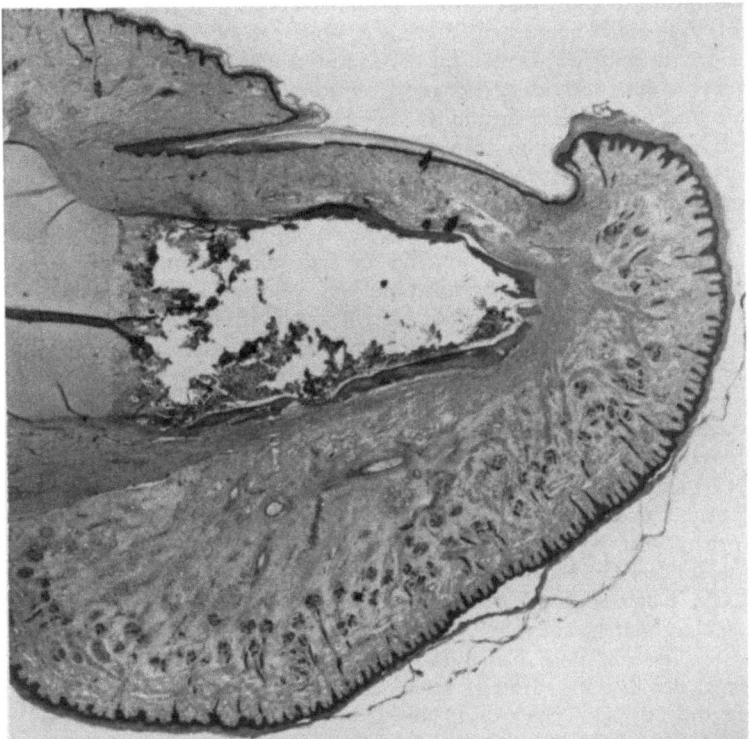

Abb. 1. Längsschnitt durch die Endphalanx einer vollentwickelten foetalen Zehe

den zahlreichen Wandlungen, die der Nagel bei verschiedenen Säugetieren erfährt, gehört zum Beispiel die Ausbildung als Lauffläche beim Huf oder die Entwicklung zum Greiforgan bei der Kralle.

Die teilweise aus hartem Keratin bestehende Nagelplatte entspringt einer epidermalen Taschenbildung an der Dorsalseite der Endphalanx. Die Epidermiseinsenkung beginnt in der neunten Embryonalwoche sichtbar zu werden und ist mit dem Vorwachsen eines fertigen Nagels um die 20. Embryonalwoche praktisch abgeschlossen (ZAIAS, 1963). Abb. 1 zeigt einen Längsschnitt durch die Endphalanx einer Zehe des Neugeborenen.

Die Nageltasche besteht aus Dach, Boden und seitlichen Falzwänden, das Nagelbett ist jener Teil der dorsalen Endphalanx, der unter der sichtbaren Nagelplatte liegt. Nach übereinstimmender Ansicht wird die Nagelplatte von der Nagelmatrix gebildet, die am Boden der Nageltasche liegt und sich von der Übergangsstelle des dorsalen in den ventralen Teil bis zum distalen Rand der Lunula erstreckt. Während die Lunula an Daumen und Großzehen an ihrer Weißfärbung immer erkenntlich bleibt, ist sie an den kleineren Zehen in den meisten Fällen vom Nagelwall überzogen (PFISTER u. WEIRICH, 1956).

LEWIS beschrieb 1954 einen dreischichtigen Aufbau der Nagelplatte, wobei er eine dorsale, mittlere und ventrale Schicht abgrenzte. Die dorsale und die mittlere Schicht entstammen dem Dach bzw. dem Boden der Nageltasche bis hin zum proximalen Rand der Lunula, während die ventrale Nagelschicht aus den Verhornungsprodukten des Nagelbettes gebildet wird. Jede dieser Schichten zeigt auch histochemisch ein unterschiedliches Verhalten (ACHTEN, 1963; JARRETT u. SPEARMAN, 1966). Die dorsale Schicht besteht aus Calcium-reichem, hartem Keratin, während die mittlere Schicht sich aus weichem Keratin zusammensetzt. Die ventrale Nagelschicht besteht aus weichem Nagelbettkeratin. Diese Auftrennung nach dem histochemischen Verhalten wird erst beim Erwachsenen deutlich, da sich die Nagelplatte im Laufe des Lebens zunehmend härtet (ACHTEN u. SIMONART, 1963). Besonderes Interesse gewinnen diese Befunde unter pathologischen Bedingungen, z. B. wenn größere Hornmengen vom Nagelbett produziert werden und sich der Nagelplatte anlagern (subunguale Hyperkeratosen, bei chronischem Ekzem, Psoriasis vulgaris oder Onychomykosen). Die Kenntnis dieser Vorgänge ist wichtig für die Diagnostik einiger Nagelerkrankungen, insbesondere der Psoriasis vulgaris.

Im Unterschied zu dem oben Gesagten besteht bei Krallenfüßern die Nagelmatrix aus nur zwei Abschnitten, von denen eine oberflächliche und eine tiefe Nagelschicht ihren Ausgang nimmt. Der flache Nagel der meisten Primaten weist keine tiefe Schicht mehr auf, lediglich die oberflächliche Schicht ist verblieben (LE GROS CLARK, 1959). Die tiefe Schicht würde, wenn erhalten, dem ventralen Nagel von LEWIS entsprechen.

PINKUS beschrieb 1927 unter Berufung auf BOAS (1894) eine Aufteilung des Nagelbettes in drei Abschnitte, von denen nur der proximale, der Matrixgegend entsprechende Abschnitt an der Bildung der eigentlichen Nagelplatte beteiligt ist, während die beiden distalen Bezirke auf die Nagelbildung kaum Einfluß haben (Abb. 2 u. 3). Lediglich in der Terminalmatrix (PINKUS) entsteht das sog. Sohlenhorn, das nach der heutigen Auffassung (LEWIS, ACHTEN) am ehesten der ven-

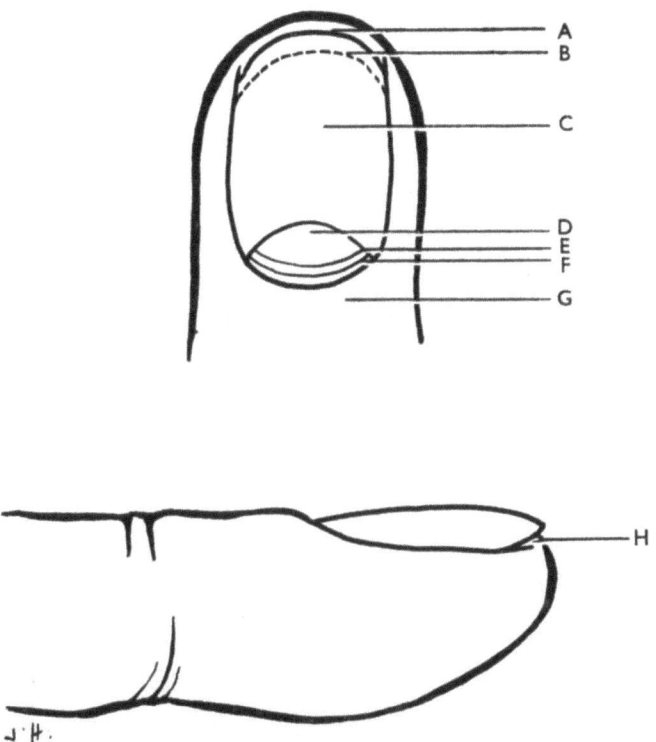

Abb. 2. Hauptmerkmale von dorsal (a) und von lateral gesehenem Nagel (nach PINKUS, 1927). A. Freier Nagelrand. B. Trennungslinie zwischen Nagelplatte und Nagelbett, die „gelbe Linie". C. Nagelplatte. D. Lunula. E. Cuticula. F. Eponychium. G. Dach des dorsalen Nagelfalzes. H. Bereich des Sohlenhorns

tralen Nagelschicht entspricht. Diese Schicht ist mit der medialen Nagelplatte so fest verbacken, daß bei traumatischer oder chirurgischer Entfernung der Nagelplatte die Epidermis an der Nagelplatte haften bleibt und sich aus dem Nagelbett ablöst. Wahrscheinlich schiebt die Nagelplatte sich beim Vorwachsen auf dieser subungualen Epidermis (Hyponychium) vor (HORSTMANN, 1961).

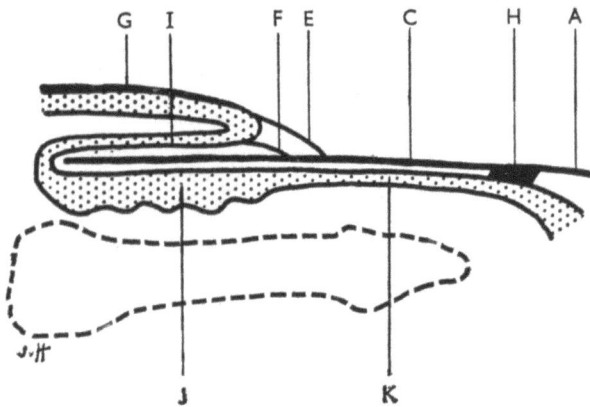

Abb. 3. Schematische Darstellung eines Längsschnittes durch den Nagel. A. Freier Nagelrand. C. Nagelplatte. E. Cuticula. F. Eponychium. G. Die Haut über dem dorsalen Nagelfalz. H. Sohlenhorn. I. Dach des dorsalen hinteren Nagelfalzes. J. Nagelmatrix. K. Nagelbett

Vom dorsalen Nagelwall her dehnt sich die Epidermis als Eponychium auf die Nagelplatte aus. In manchen Fällen überspannt sie zusammen mit der nur aus weichem Keratin bestehenden Cuticula (Nagelhäutchen) größere Bezirke der proximalen Nagelplatte (Abb. 2 u. 3). Sie kann durch unvorsichtiges und gewaltsames Zurückschieben bei der Maniküre leicht einreißen, wodurch der Spalt zwischen Nagelplatte und dorsalem Nagelwall eröffnet wird. Dieser Vorgang gewinnt besonders für die Pathogenese der chronischen Paronychie Bedeutung.

Etwa ein Drittel der Nagelplatte wird beim Erwachsenen vom dorsalen Nagelwall bedeckt, während die Matrix sich noch bis zu 2 mm vom sichtbaren Rand der Nagelplatte nach proximal ausdehnt. Hier, am Orte der Entstehung, ist die Nagelplatte extrem dünn, und der Spalt zwischen Matrix und der dorsalen Oberfläche der Endphalanx ist sehr schmal.

Die hellere Farbe der Lunula wird von BURROWS (1907) eingehend diskutiert. Unter den angeführten Erklärungen erwähnt er die starke mitotische Aktivität dieses Gebietes, intracelluläre Keratohyalinansammlungen oder ein schwächer ausgeprägtes Capillarnetz, hält aber selbst eine stärker gelockerte Faseranordnung des darunterliegenden Bindegewebes für die wahrscheinlichste Ursache.

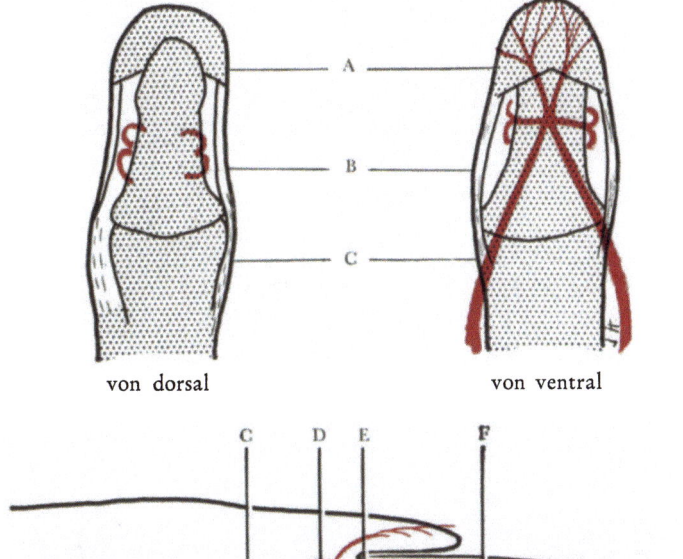

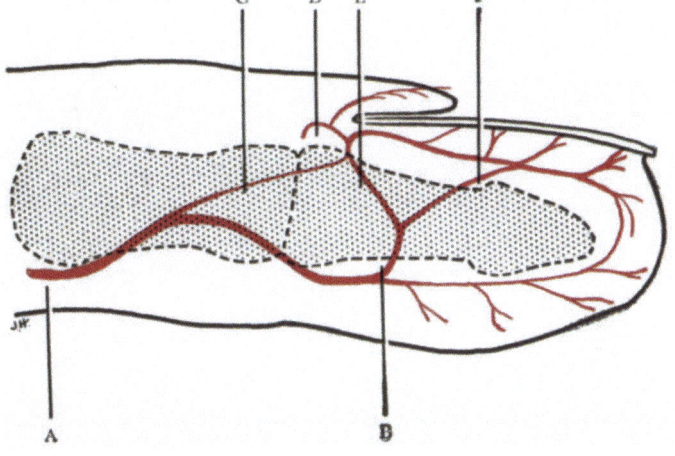

Tafel II
a) Schematische Darstellung der arteriellen Blutversorgung des Nagels von dorsal nach ventral. Nach FLINT (1955)
   A. Spitze der Endphalanx.
   B. Ligamentum collaterale.
   C. Kapselband.
b) Schematische Darstellung der arteriellen Blutversorgung des Nagels — Seitenansicht. Nach FLINT (1955)
   A. Arteria digitalis volaris propria.
   B. Im Ballen des Fingerendgliedes abzweigender Ast der Arteria digitalis.
   C. Vom Fingermittelsegment abzweigender Ast der Arteria digitalis, die unter Umgehung des Fingerballens zum Nagel führt.
   D. Oberflächliche Gefäßbogen.
   E. Bildung des proximalen Gefäßbogens durch einen Ast von B.
   F. Bildung des distalen Gefäßbogens durch einen Ast von B.

Blutversorgung

Nagelmatrix und Nagelbett werden reichlich mit Blut versorgt, das zwei größeren arteriellen, unter der Nagelplatte verlaufenden Gefäßbögen entstammt. Es sind Seitenäste der Fingerarterien, die in Höhe der Gelenke der Endphalangen abzweigen. Die beiden Digitalarterien bilden eine gekreuzte Anastomose in Gelenknähe, an deren Kreuzungsstellen Äste abgehen und nach dorsal verlaufend um die Endphalanx herumbiegen (Tafel II). In dieser Gegend durchziehen die Gefäße einen engbegrenzten Raum, der nach medial durch den Knochen und nach lateral durch ein starkes Ligament begrenzt wird, das sich vorn von dem Ungualprozeß bis zum Ligamentum laterale des distalen Interphalangealgelenkes erstreckt (FLINT, 1955). Beim Verlassen dieses Raumes teilt sich die Arterie, um mit dem verbleibenden Ast in einen proximalen Gefäßbogen einzumünden. Dieser proximale Gefäßbogen erhält gleichfalls Zufluß vom Fingermittelsegment durch ein Gefäß, das dorsal das distale Interphalangealgelenk überkreuzt (FLINT, 1955) (Tafel II). Dieses Gefäß bildet einen oberflächlichen Bogen, der die Haut des dorsalen Nagelwalles mit Blut versorgt und mündet dann in die proximale Gefäßarkade ein. Wahrscheinlich ermöglicht diese zusätzliche Gefäßversorgung das ungestörte Weiterwachsen des Nagels, wenn die digitalen Hauptgefäße im ventralen Fingerbereich bei Erkrankungen wie der progressiven Sklerodermie (Abb. 4) oder etwa

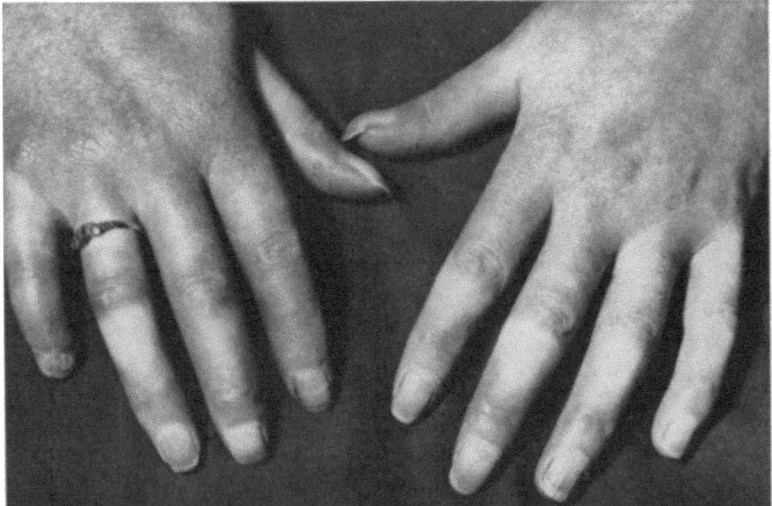

Abb. 4. Progressive Sklerodermie mit erhaltenen Daumennägeln bei ausgeprägter Atrophie der Fingerendballen. Teilweise Zerstörung des rechten Kleinfingernagels

nach schweren Entzündungen an der Beugeseite (Panaritien) obliterieren. Abb. 5 zeigt ein normales Arteriogramm mit der gut entwickelten Gefäßversorgung der Spitze einer Endphalanx. Zum Vergleich wird in Abb. 6 eine spastische Arterienverengung und in Abb. 7 eine arterielle Oliteration gezeigt.

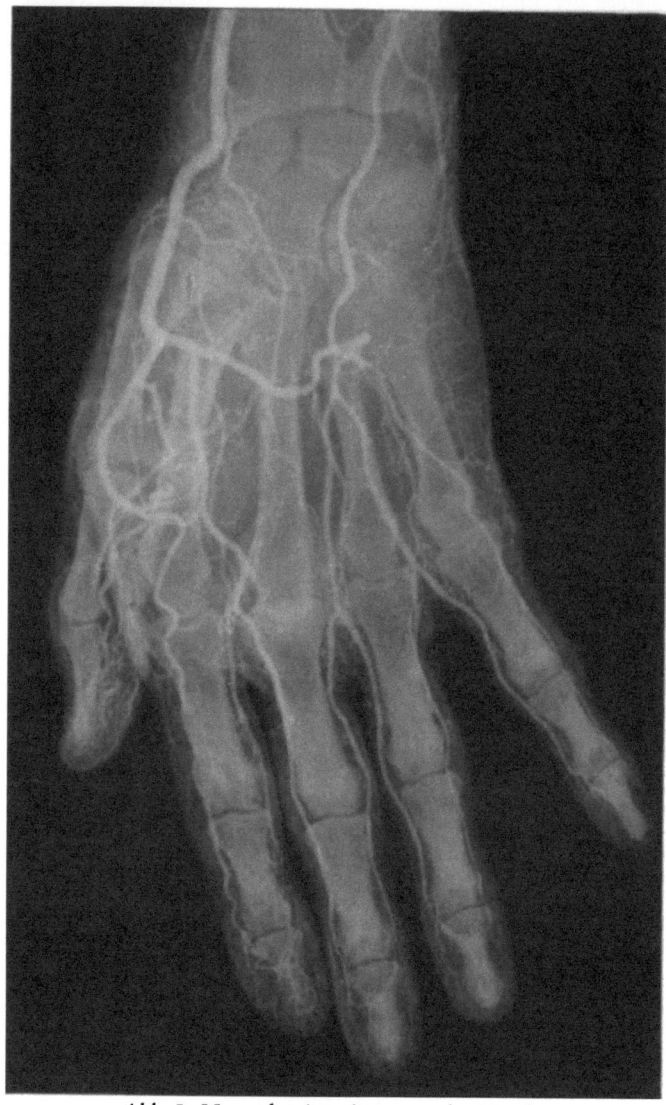

Abb. 5. Normales Arteriogramm der Hand

Blutversorgung

Das periunguale Gewebe weist ein stark entwickeltes Netz von Capillaren auf, das dem capillären Schlingensystem der Haut entspricht und den gesamten Nagelfalz mit Blut versorgt. Hier verlaufen jedoch

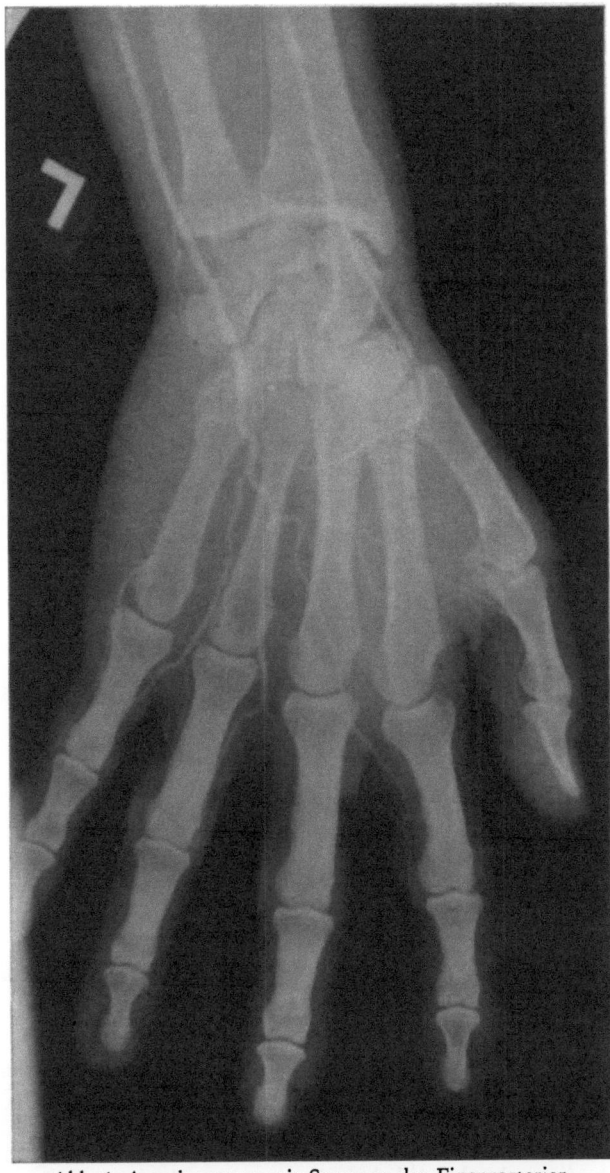

Abb. 6. Arteriogramm mit Spasmen der Fingerarterien

die Capillarschlingen parallel zur Nagelplatte und eignen sich besonders gut für mikroskopische Direktuntersuchungen (ILLIG, 1963). In den Abb. 8, 9 und 10 sind die Capillarsysteme des Nagelfalzes teilweise dar-

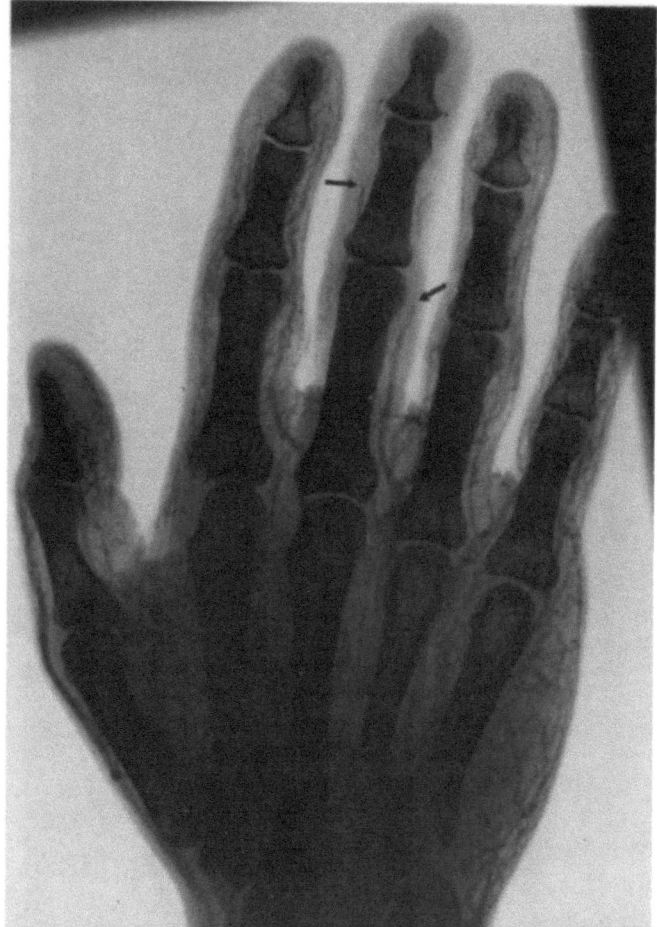

Abb. 7. Organisch bedingter Stop beider Seitenarterien des Mittelfingers

gestellt. Auffällig war bei unseren Schnitten die mangelhafte Gefäßdarstellung eines kleinen Gebietes unterhalb der Lunula, doch kann dies möglicherweise durch unvollständige Gefäßfüllung bedingt sein (SAMMAN, 1959).

Das Nagelbett ist außerdem reichlich mit Glomuskörpern ausgestattet, die wahrscheinlich bei Temperaturwechsel in die Blutversorgung der Extremitäten regulierend eingreifen. Gleichfalls verfügt es über ein sehr gut ausgebildetes Lymphgefäßsystem.

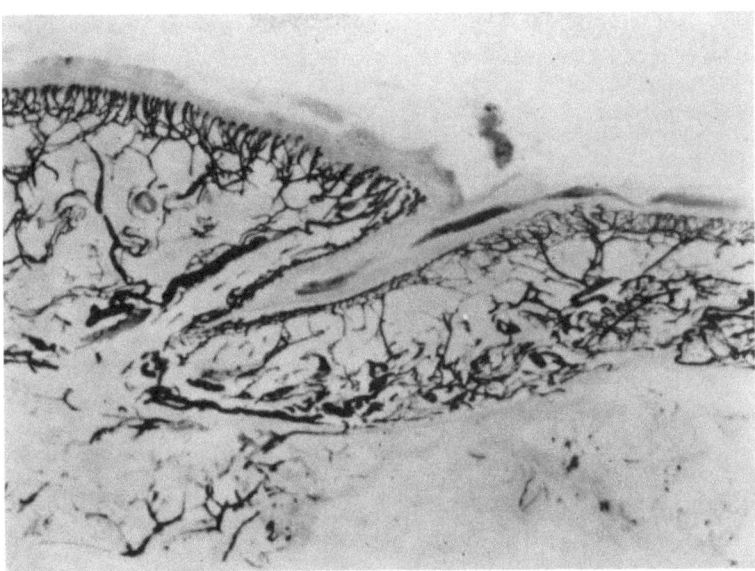

Abb. 8. Capillardarstellung des Nagelfalzes. Längsschnitt nach Gefäßinjektion

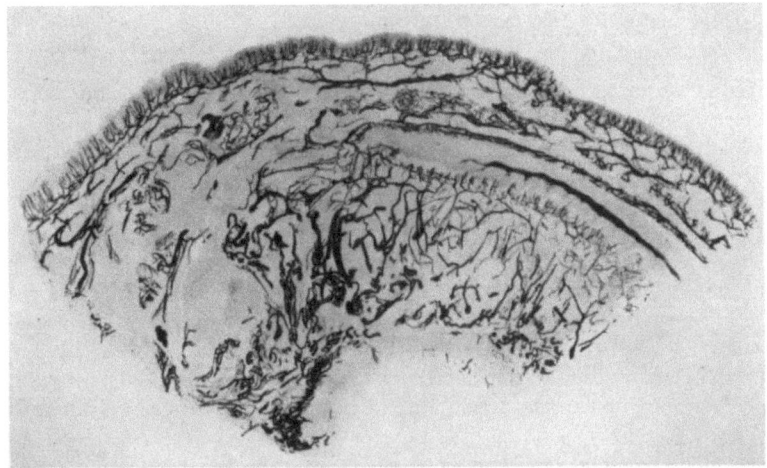

Abb. 9. Wie Abb. 8. Querschnitt durch den Nagel zwischen unterem Falzrand und Cuticula

Obgleich der Nagel diese ausgezeichnete Gefäßversorgung besitzt, zählen Störungen der peripheren Zirkulation zu den Hauptursachen von Nagelveränderungen. Der Grund liegt wahrscheinlich in der großen Bereitschaft der Digitalarterien, mit spastischer Verengung zu reagieren.

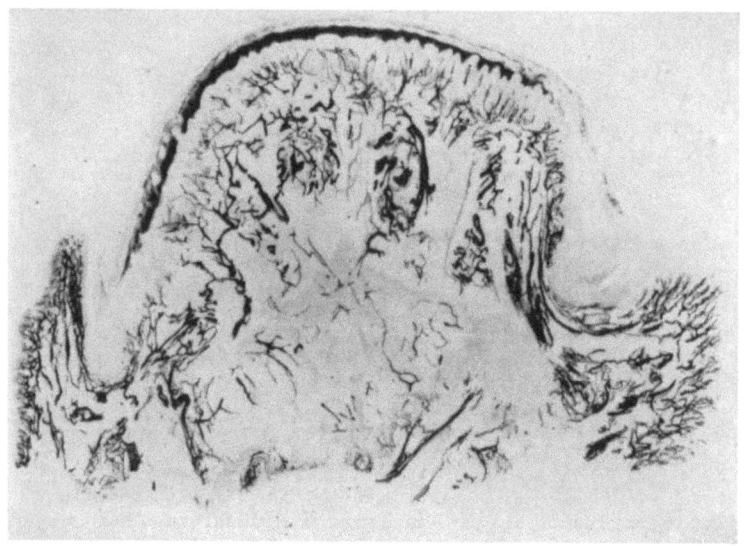

Abb. 10. Capillardarstellung des Nagelbettes. Querschnitt nach Gefäßinjektion

Nagelwachstum

Im Unterschied zu den Haaren wächst der Nagel ohne Unterbrechung während des ganzen Lebens gleichmäßig bis zum Tode fort. Abgesehen von größeren Schwankungen von Person zu Person, bleibt die Wachstumsrate individuell recht konstant. Jedoch ist sie, wie HAMILTON et al. (1955) zeigen konnten, im Vergleich zum Alter während der Jugend erhöht. Diese Autoren fanden ferner, daß mit fortschreitendem Alter die Nägel dicker werden. Die durchschnittliche Wachstumsrate liegt zwischen 0,5 und 1,2 mm pro Woche (HILLMANN, 1955). Vom Autor selbst wurde die Wachstumsrate bei zahlreichen Nagelerkrankungen gemessen, und die angegebenen Daten konnten bestätigt werden. BEAN (1953 u. 1963) beobachtete das Wachstum seines eigenen Daumennagels kontinuierlich über Zeiträume von 20 und 30 Jahre und verzeichnete eine deutliche Verlangsamung gegen Ende des zweiten Lebensabschnittes.

Bei einigen Erkrankungen ist die Wachstumsrate zum Teil wesentlich verändert. Entzündliche Affektionen in der Nähe des Nagels können eine Beschleunigung bedingen, während bei verschiedenen Allgemeinerkrankungen oder ausgedehnten Hauterkrankungen das Wachstum verzögert sein kann. SIBINGA beobachtete 1959 bei an Masern erkrankten Kindern durchweg eine temporäre Verlangsamung, ebenso wie BEAN und SIBINGA bei schwerverlaufender Parotitis epidemica eine vorübergehende Wachstumsverzögerung sahen. Im Kap. 7 wird unter der Bezeichnung „Yellow Nail Syndrom" eine Nagelerkrankung beschrieben, bei der das Wachstum langdauernd verzögert ist. Dagegen ist bei der bullösen Form der kongenitalen ichthyosiformen Erythrodermie das Wachstum gegenüber der Norm erheblich beschleunigt. Die durchschnittliche Zeitdauer für das Wachstum eines Fingernagels von der Matrix bis zum freien Rand beträgt etwa 1½ Monate. Zehennägel wachsen etwa $1/2$ bis $1/3$ so schnell wie Fingernägel, daher dauert hier die völlige Wiederherstellung des Nagels 12 bis 18 Monate.

KLIGMAN (1961) fand bei der Frage, warum Nägel nicht aufwärts wachsen anstatt vorwärts, daß der Druck des dorsalen Nagelwalles die Richtung des Wachstums bestimmt. Transplantiert man nämlich einen Teil der Nagelmatrix zum Beispiel auf den Arm, so bildet sich eine senkrecht nach oben wachsende Nagelplatte. HASHIMOTO et al. (1966) wiesen jedoch darauf hin, daß hauptsächlich das im dorsalen Anteil der Matrix gebildete Horn für die centrodistale Wachstumsrichtung bestimmend ist.

Kapitel 2

Die wichtigsten Nagelsymptome

Die Kenntnis der in diesem Kapitel beschriebenen Symptome mag die Diagnostik wesentlich erleichtern. Da der Nagel über nur wenige Reaktionsformen verfügt, kann ein und dasselbe Symptom bei sehr verschiedenen Erkrankungen auftreten.

Fehlen des Nagels

Angeborenes Fehlen des Nagels stellt eine sehr seltene Anomalie dar, kommt aber auch als Teilsymptom beim Nagel-Patella-Syndrom (Kap. 12) vor. Die kongenitale Anonychie besitzt wahrscheinlich mehrere Varianten. LEES et al. (1957) beschrieben z. B. eine Form, die mit stärkeren Abnormalitäten im Bereich der Finger einhergeht.

Brüchigkeit

Brüchige Nägel sind häufig, trotzdem bleiben die Ursachen leider weitgehend unbekannt. In vielen Fällen kann eine herabgesetzte Wasserbindungskapazität des Nagelkreatins die Brüchigkeit hervorrufen. Hier besteht eine pathogenetische Ähnlichkeit zur Austrocknung der

Epidermis. Dünne Nagelplatten sind oft sehr brüchig, besonders bei der Ichthyosis vulgaris neigen die dünnen Nägel zu stärkerer Brüchigkeit.

Einsenkungen

Die einfache transversale Furchung der Nageloberfläche findet sich unter Beausche Linien im Kap. 11.

Farbveränderungen

Weiße Flecken, Streifen oder vollständige Weißfärbung werden unter Leukonychie (Kap. 11) bzw. Leukonychia totalis (Kap. 12) beschrieben. Weißfleckung kann gleichfalls bei Pilzbefall der Nagelplatte vorkommen (Leukonychia mycotica). Nagelbettveränderungen, die den Nagel weißlich erscheinen lassen, werden in Kap. 8 besprochen.

Braun- oder Schwarzfärbung kann die Nagelplatte vollständig (oder fast vollständig) oder nur randständig befallen. Zuweilen imponiert sie auch nur in Form einer longitudinalen Streifung.

Eine vollständige oder ausgedehnte Braunfärbung findet man vielfach bei der Psoriasis und bei Fadenpilzinfektionen, während Candidamykosen (Kap. 5) und Ekzeme seltener in Frage kommen. Die schwärzliche Verfärbung größerer Nagelbezirke ist typisch für eine Infektion durch Pseudomonas aeruginosa. Sie tritt überwiegend bei Onycholysis ein (Kap. 11). Am Nagelrand auftretende Verfärbungen deuten gewöhnlich auf beginnendes Pilzwachstum in der Nagelplatte hin, sind zuweilen jedoch auch bei einer chronischen Paronychie zu finden.

Längsstreifung, die bei Negern als dunkle Streifen imponieren, sind zumeist durch kleinere Traumen bedingt und verschwinden spontan. Bei Hellhäutigen findet man seltener Pigmentstreifen. Dabei ist immer an das Vorkommen pigmentierter Naevuszellnaevi und maligner Melanome in der Nagelmatrix zu denken (Kap. 10).

Farbstoffeinlagerung

Zusätzlich zu den obengenannten Veränderungen ist die Verfärbung der Nagelplatte durch Nicotin, Haarfärbemittel oder Nagellacke (Kap. 9) oder durch beruflichen Umgang mit verschiedenen Farbstoffen zu nennen. Auch Quecksilber kann in Form von antiseptischen Lösungen oder Salben die Nagelplatte bräunlich oder schwärzlich verfärben.

Oral eingenommene Arzneimittel können gleichfalls Farbveränderungen am Nagel hervorrufen. Bekannt ist z. B. eine Blaufärbung und gelbgrüne bis weiße Fluorescenz nach Atebrin oder die Rotfluorescenz nach Dimethylchlortetracyclin (Ledermycin). Die unter UV-Licht sichtbare, schwach violett-blaue Eigenfluorescenz der Nagelplatten wird dabei völlig aufgehoben. Chloroquin (Resochin) verursacht gelegentlich eine bläulich-schwarze Pigmentierung des Nagelbettes (TUFFANELLI et al., 1963). Andere Antimalariamittel können Quer- oder Längsstreifung im Nagelbett hervorrufen, die beim Absetzen des Arzneimittels verschwinden (MAGUIRE, 1962). Auch über dunkelblaue Nagelbettverfärbung im Bereich der Lunula nach Phenophthalein ist berichtet worden (CAMPBETT, 1931; WISE u. SULZBERGER, 1933). Bei der Argyrie können die Nägel ein schieferblaues Aussehen bekommen, während sich nach Arsenmedikation dunkle längliche Streifen oder weiße Querstreifung im Nagel zeigen.

Blutung

Subunguale Hämatome sind fast ausschließlich traumatischer Genese. Splitterblutungen („splinter hemorrhages") werden im Kap. 8 beschrieben. Neben Allgemeinerkrankungen finden sie sich besonders bei der Psoriasis vulgaris, Ekzem und Nagelmykose, kommen aber auch bei sonst gesunden Menschen vor.

Hypertrophie

Die Mehrzahl hypertrophischer Nägel ist wahrscheinlich traumatischer Genese, in allen Fällen müssen jedoch Entwicklungsanomalien oder eine ektodermale Dysplasie wie bei der Pachonychia congenita ausgeschlossen werden.

Koilonychie

Die Koilonychie oder Löffelnagelbildung, die als typisches Symptom bei hypochromer Anämie bekannt ist, tritt auch als angeborene Anomalie auf. Besonders bei dünnen Nagelplatten beobachtet man öfter Verformungen, die einer Koilonychie nahekommen. Aus dem gleichen Grunde weisen auch kindliche Nägel sehr oft einen ähnlichen Befund auf, der durchweg nur vorübergehender Natur ist.

Onycholysis

Die Onycholysis, d. h. pathologische Ablösung des Nagels vom Nagelbett, tritt symptomatisch bei Psoriasis, Pilzinfektionen, beim Ekzem der Fingerspitzen, seltener bei Arzneimittelexanthemen auf und zählt zu den häufigsten Nagelsymptomen. Sie kommt gleichfalls im Verein mit Störungen der peripheren Zirkulation, bei Schilddrüsenerkrankungen oder Hyperhidrosis vor. Ohne Zweifel kann der Zustand durch ein Trauma hervorgerufen oder verschlimmert werden, es verbleiben jedoch eine Anzahl idiopathischer Fälle, die im Kap. 11 besprochen werden.

Tüpfelung

In erster Linie ist hier die psoriatische Nageltüpfelung (Tüpfelnägel) zu nennen. Man findet jedoch Tüpfel auch beim Ekzem, bei der Alopecia areata und bei Pilzinfektionen. Eine geringfügige Tüpfelung und Grübchenbildung ist auch bei gesunden Nägeln nicht selten.

Pterygiumbildung

Länger bestehende Pterygien führen zu zunehmenden Beschwerden. Dabei wächst, zunächst an einem Finger beginnend, später auch an den anderen, das Eponychium distalwärts über die Nagelplatte vor und teilt diese in zwei Hälften. Mit zunehmender Ausdehnung werden die freien Nagelbezirke entsprechend kleiner. Manchmal kann die ganze Nagelplatte vom Pterygium bedeckt sein, so daß nur noch Reste oder nichts mehr vom Nagel sichtbar ist. Die Pterygiumbildung tritt als Teilsymptom bei der kongenitalen ektodermalen Dysplasie auf, gelegentlich auch bei peripheren Zirkulationsstörungen und bei ausgedehntem Lichen ruber planus. In manchen Fällen bleibt die Ursache unbekannt (Abb. 11).

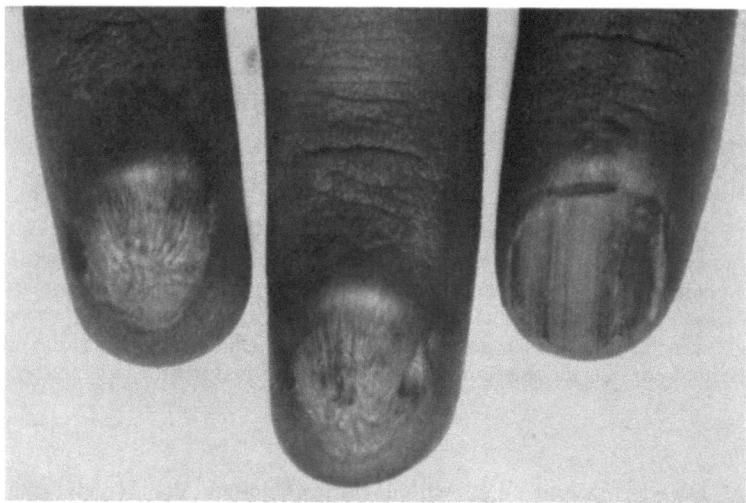

Abb. 11. Ausgeprägte Pterygiumbildung an Ring- und Mittelfinger, am Zeigefinger beginnend

*Die Abstoßung des Nagels mit und ohne Narbenbildung
(Onycholysis totalis)*

a) Ohne Narbenbildung. Der periodische Spontanverlust des Nagels, eine ungewöhnliche kongenitale Anomalie wird in Kap. 12 besprochen. Nicht selten ist der Verlust von ein oder zwei Nägeln, besonders der Großzehennägel. Obwohl eine Ursache in der Regel nicht erkennbar ist, sind in den meisten Fällen kleinere Traumen verantwortlich zu machen. Oft wird der Nagel auch infolge der Entstehung eines subungualen Hämatoms abgestoßen. Eine ausgeprägte Onycholysis, gleich welcher Ursache, kann ebenfalls zu temporärem Nagelverlust führen. Ferner zu nennen sind schwere Allgemeinerkrankungen.

b) Mit Narbenbildung. Mit Narbenbildung einhergehender Nagelverlust ist ein sehr ernstzunehmendes Symptom, das auf ein stattgefundenes Trauma, periphere Zirkulationsstörungen, Lichen ruber planus, Epidermolysis bullosa hereditaria oder bullöse Arzneimittelexantheme hinweist. Auch bei der kongenitalen ektodermalen Dysplasie tritt es gelegentlich auf. Ausgeprägte Pterygiumbildung führt gleichfalls zu diesem Bild. Trotz weitgehender Vernarbung bleiben nicht selten Reste des Nagels erhalten, die dann nachwachsen.

Nagelsplittern (Onychoschisis, Onychorhexis)

Das Aufsplittern der einzelnen Nagelschichten wird in Kap. 9 besprochen. Eine Längssplitterung ist oft traumatisch bedingt und von vorübergehender Natur. Sehr kantenreiche Nägel splittern gern an den Rändern, ebenso wie dünne und mürbe Nägel leicht aufsplittern.

Streifung

Bei gesunden Personen findet man eine mit dem Alter sich zunehmend ausprägende Längsstreifung. Verstärkt zeigt sich die Längsstreifung bei Lichen ruber planus, bei Psoriasis vulgaris, bei peripheren Durchblutungsstörungen oder als Entwicklungsanomalie. Bei der primär chronischen Polyarthritis sollen perlschnurartig, längsgestreifte Nägel gehäuft vorkommen.

Einer einzeln auftretenden in der Längsrichtung verlaufenden Furchung liegt manchmal die Dystrophia mediana canaliformis zugrunde (Kap. 11). Aber auch Gewohnheitsmanipulationen an den Nägeln (Kap. 9) oder dorsale Schleimcysten kommen ursächlich in Frage (Kap. 10).

Geringfügige Querstreifung in regelmäßiger Anordnung tritt als Entwicklungsstörung auf, wird zum Teil jedoch auch auf unterschiedliche Wachstumsraten etwa zur Zeit der Menstruation zurückgeführt. Unregelmäßige und grobe Querstreifung findet man oft beim Ekzem, ebenso wie querverlaufende Streifen oft traumatischer Genese oder durch übertriebene Maniküre oder gewohnheitsmäßige Schädigungen bedingt sind.

16 Psoriasis

Dünnerwerden der Nagelplatte

Bei Störungen der peripheren Zirkulation, bei Lichen ruber planus sowie hypochromen Anämien sieht man Verdünnungen der Nagelplatte. Bei einer großen Zahl von Fällen ist eine Ursache jedoch nicht zu finden.

Kapitel 3

Psoriasis

In einem hohen Prozentsatz von psoriatischen Hauterkrankungen liegt gleichzeitig eine Nagelbeteiligung vor. Zudem kann sich die Psoriasis ausschließlich an den Nägeln manifestieren, und sie zählt wegen ihrer Häufigkeit zu den wichtigsten Einzelursachen für dystrophische Veränderungen der Nägel. Bei Patienten mit schwerster Nagel-Psoriasis findet man oft nur geringfügige Veränderungen, am ehesten am behaarten Kopf und in der Genitalregion.

Nagelveränderungen besitzen daher eine besondere Bedeutung für die klinische Diagnose dieser Erkrankung.

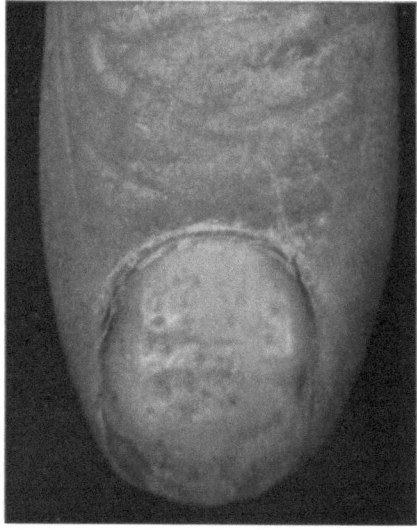

Abb. 12. Psoriatische Tüpfelung

Unter den verschiedenartigen Nagelveränderungen, die die Psoriasis hervorrufen kann, tritt die psoriatische Tüpfelung am häufigsten in Erscheinung. Sie kann sich als isolierter Tüpfel an einem einzigen Nagel (Abb. 12) oder als gleichförmige Tüpfelung sämtlicher Nägel zeigen (Abb. 13). Die Tüpfel sind normalerweise relativ klein, ganz flach, und messen selten mehr als 1 mm im Durchmesser. Seltener sieht man größere Tüpfel oder gar wie ausgestanzt imponierende Felder. Im

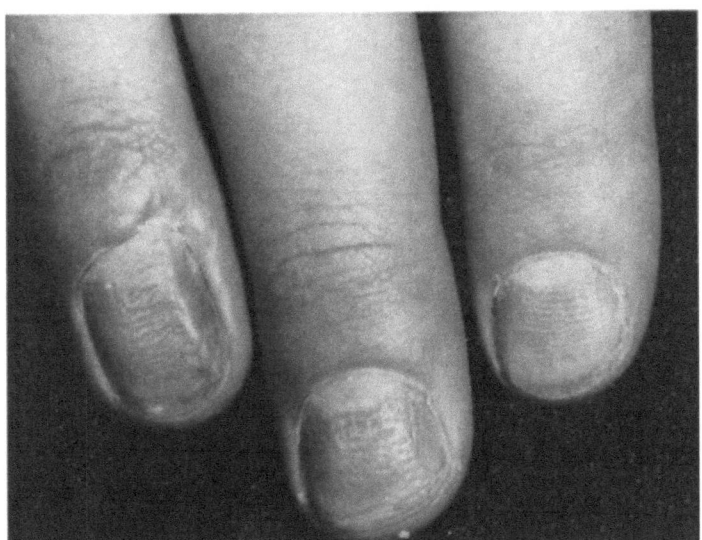

Abb. 13. Gleichmäßige Tüpfelung bei Psoriasis

allgemeinen sind sie über einige Nägel regellos verstreut, doch treten sie gelegentlich auch regelmäßig und in querverlaufenden Reihen auf. In regelmäßigen Zeitabständen erscheinende Tüpfel bilden Linien, die in der Längsachse des Nagels verlaufen. Diese regelmäßige, feine Tüpfelung wird mitunter auch bei der Alopecia areata gesehen. Weitere und häufige, normalerweise jedoch leicht abgrenzbare Ursachen für eine unregelmäßige Tüpfelung sind das Ekzem und die chronische Paronychie. Tüpfel können andererseits ohne Anhalt für eine Hauterkrankung vorkommen. Sie haben in solchen Fällen keine diagnostische Bedeutung.

Weniger bekannt, jedoch fast so häufig wie die Tüpfelung, ist die Onycholysis partialis psoriatica, wobei die Ablösung der Nagelplatte von dem Nagelbett gewöhnlich partiell ist und an einem bis mehreren Nägeln auftritt (Abb. 14). Sie beginnt in der Regel am freien Nagelrand, seltener im Zentrum der Nagelplatte. Typisch für die psoriatische Onycholysis ist das Vorkommen eines gelben Farbrandes zwischen dem blaßbläulichen, normalen Nagel und dem abgetrennten weißen Feld. Bei einer im Zentrum des Nagels beginnenden Onycholyse erscheint diese Verfärbung ringförmig (Abb. 15). Obwohl die gelbe Verfärbung nicht als pathognomonisch für die Psoriasis angesehen werden kann, findet man sie nur selten bei anderen Affektionen. Als spezifisch für eine Nagelpsoriasis anzusehen ist hingegen der sog. psoriatische Ölfleck, eine umschriebene, subunguale gelbliche Verfärbung, die diagnostisch sehr hilfreich sein kann (WEBER, 1953; BRAUN-FALCO, 1966).

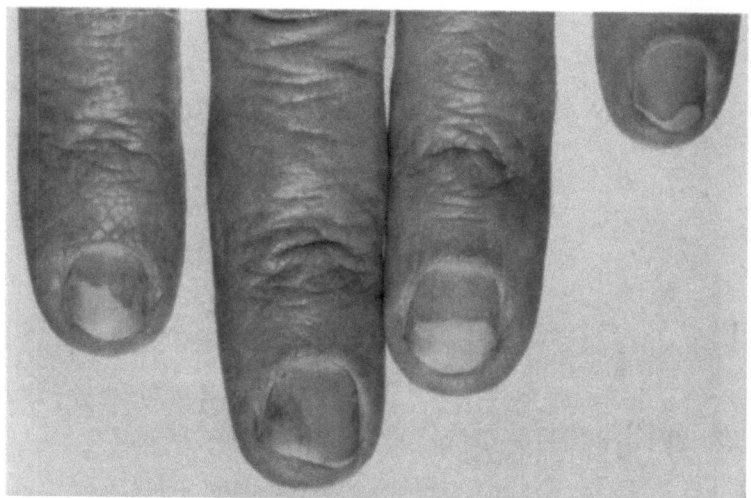

Abb. 14. Onycholyse bei Psoriasis

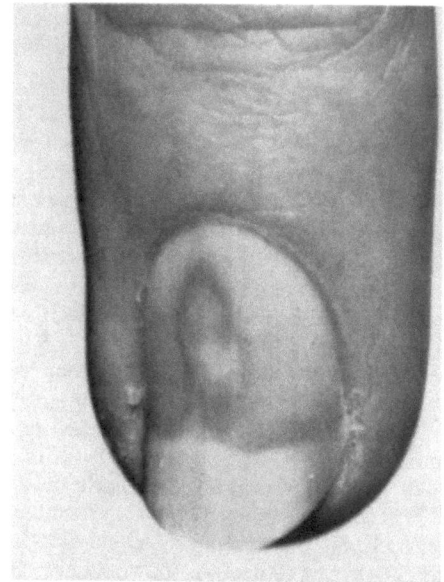

Abb. 15. Im Zentrum des Nagels beginnende Onycholyse bei Psoriasis = psoriatischer Ölfleck

Die psoriatische Onycholyse kann sehr plötzlich auftreten und viele Nägel sozusagen über Nacht befallen, ein Hinweis dafür, daß es sich hierbei um eine Veränderung im Bereich des Nagelbettes (Nagelbettpsoriasis) und nicht etwa der Matrix handelt.

Gelegentlich sieht man eine Affektion, die wohl als Folge einer Onycholyse anzusehen ist; dabei überragt der proximale Nagelbettabschnitt mit der darüberliegenden Nagelplatte den distalen Teil, so daß die Nagelhälften auseinanderklaffen und der Patient wegen der damit verbundenen Unannehmlichkeit gezwungen ist, den Nagel sehr kurz zu schneiden (Abb. 16 u. 17).

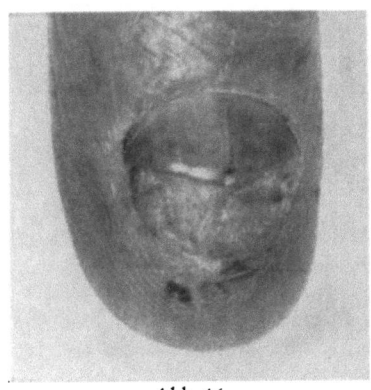 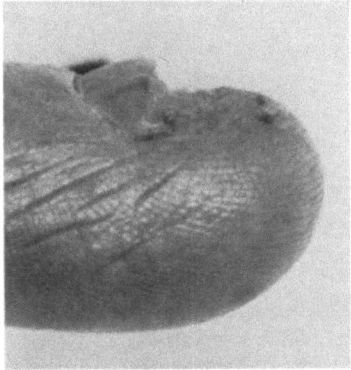

Abb. 16   Abb. 17

Abb. 16. Onycholyse mit weitgehender Ablösung der Nagelplatte bei Psoriasis

Abb. 17. Wie Abb. 16, Seitenansicht

Sicherlich ist die Psoriasis die häufigste Ursache für die Onycholyse, jedoch wird sie auch bei Pilzinfektionen, Zirkulationsstörungen, oder gelegentlich nach einem Trauma beobachtet. Bei toxischen Arzneimittelexanthemen, lokaler Irritation durch Chemikalien, bei Hyperhidrosis und Schilddrüsenaffektionen tritt sie seltener auf. In wenigen Fällen entsteht sie spontan oder ist entwicklungsbedingt.

Eine dritte und sehr unangenehme Nagelkomplikation der Psoriasis ist die beträchtliche Verformung der Nagelplatte (Onychodystrophia psoriatica). Der Nagel wird glanzlos, matt, verfärbt sich und wächst unregelmäßig, z. T. verdickt nach. Die Veränderung wird zuerst in der Nähe der Cuticula sichtbar, um sich bei fortschreitendem Nagelwachstum auf die ganze Nagelplatte auszudehnen (Abb. 18).

Einzelne Nägel können betroffen sein, zuweilen sind es mehrere, ohne daß das Ausmaß der Veränderung an allen Nägeln gleich ist. Oft führt erst die Erkrankung fast aller Nägel den Patienten zum Arzt. Ein Teil dieser Nagelveränderungen beruht auf Wachstumsstörungen im Bereich der Nagelmatrix. Sie treten wechselnd stark auf und unter-

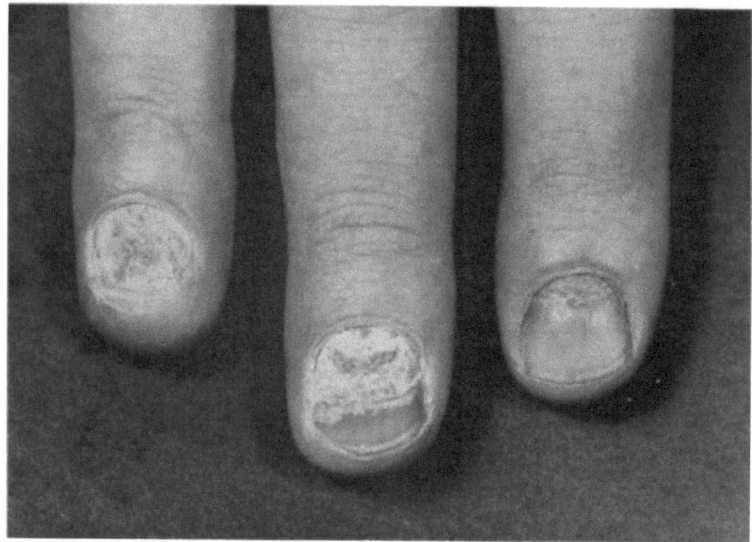

Abb. 18. Grobe Nagelveränderungen bei Psoriasis

liegen dauernden Schwankungen. Ein Nagel heilt spontan ab, während ein anderer erkranken kann, ein Befund, der nur selten bei anderen Nagelaffektionen zu beobachten ist (Abb. 19).

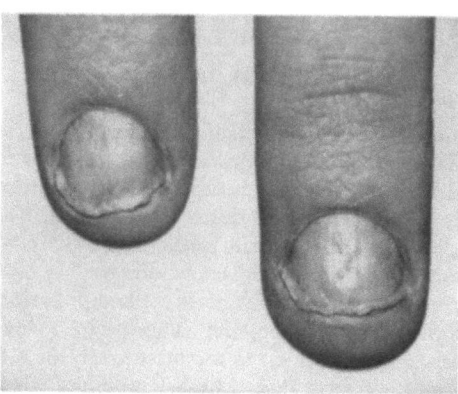

Abb. 19 a

Abb. 19 a—c. Wechsel der psoriatischen Nagelveränderungen: a November 1961, b September 1962, c Dezember 1962

Ein Teil der Verfärbung der Nagelplatte ist zuweilen durch winzige Hämorrhagien bedingt, die unter der Nagelplatte auftreten. Die ausgeprägte Verdickung des Nagels beruht auf der Ansammlung von nagelähnlichem Hornmaterial, das vom Nagelbett gebildet wird und mit dem Nagelkeratin verschmilzt. Eine weitere, sehr lästige Erscheinung der Nagelpsoriasis, die unabhängig von den vorher genannten

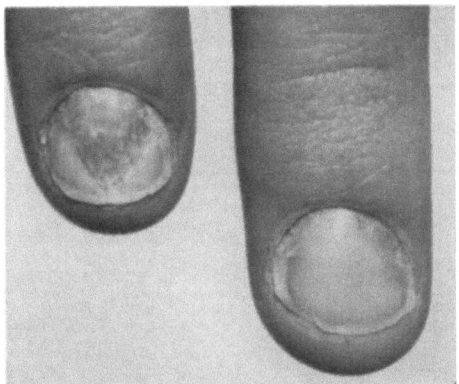

Abb. 19 b

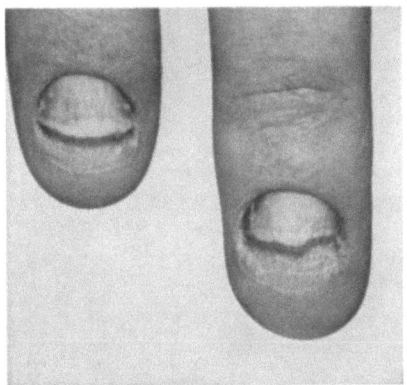

Abb. 19 c

Veränderungen auftreten kann, besteht in der Bildung überschüssiger Hornsubstanzen am Nagelrand, die die Nagelplatte aus dem Bett pressen und den Nagel deformieren.

Übermäßige Krümmung eines oder mehrerer Nägel kommt hier nur gelegentlich zur Beobachtung (Abb. 20).

Die einzige, differentialdiagnostisch wichtige Ursache für Nagelveränderungen dieses Typs sind Dermatophyten- oder Hefepilz-Infektionen der Nagelplatte, bei denen man Farbveränderungen und Wachstumsirregularitäten ebenso wie subunguale Blutungen beobachten kann.

22 Psoriasis

In KOH-Präparaten von entnommenen Hornstückchen lassen sich jedoch immer Pilze nachweisen. Zudem ist die Nagelplatte gewöhnlich weicher als bei Psoriasis.

Gelenkerscheinungen an den distalen Interphalangealgelenken können eine schwere Nagelpsoriasis begleiten (Psoriasis arthropathica)

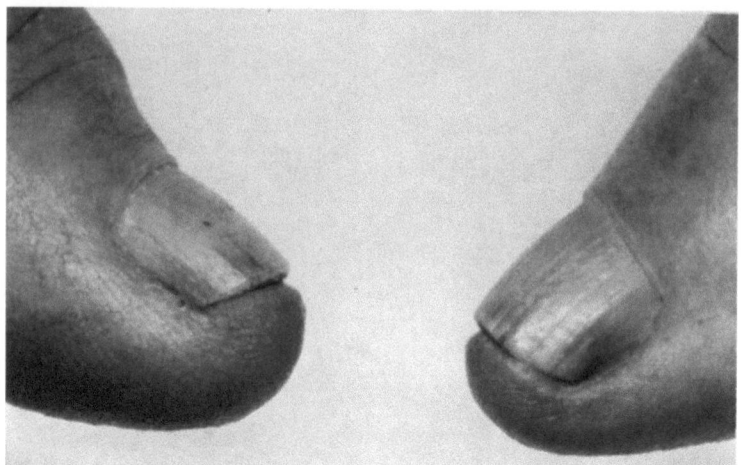

Abb. 20. Übermäßige Krümmung der Daumennägel bei Psoriasis. Gleichzeitig deutlich Riffelung und Höckerung infolge des Alters des Patienten (83 Jahre)

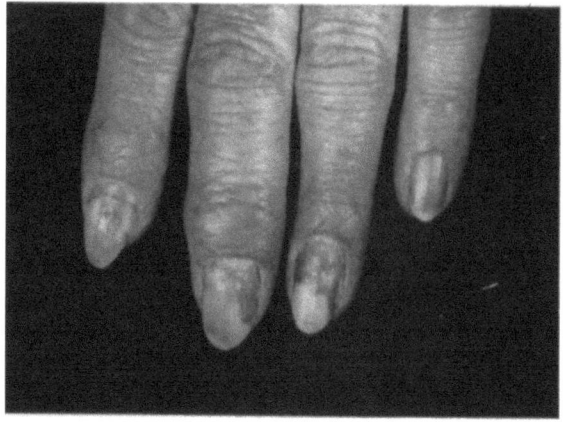

Abb. 21 a

Abb. 21 a und b. Nagelveränderungen bei psoriatischer Arthropathie mit Destruktion im Bereich der distalen Interphalangealgelenke

(Abb. 21). Sie sind jedoch selten, verglichen mit der Zahl der Fälle, bei denen die Nägel ohne Gelenkbeteiligung erkrankt sind. Die psoriatische Arthropathie gehört zu den destruierenden Formen und ist sicherlich nicht mit der rheumaischen Polyarthritis identisch. Die Röntgenaufnahmen zeigen in vielen Fällen Gelenkveränderungen mit Destruktion der distalen Phalanx. Der Rose-Waaler-Test ist negativ.

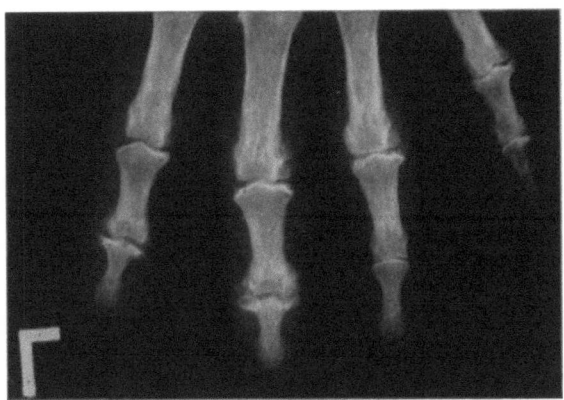

Abb. 21 b

Die Behandlung der Nagelpsoriasis bleibt unbefriedigend. Oft bessert sich der Zustand spontan oder kann zusammen mit der Normalisierung des übrigen Hautbefundes abheilen, gleich, ob man behandelt oder nicht. Eine Besserung der schweren Veränderungen läßt sich mit Triamcinolon-Injektionen in die Matrix erzielen. Die Injektionen müssen jedoch wiederholt werden, da die Erfolge zumeist nur von kurzer Dauer sind. Zu dieser Therapie sollte man sich nur in seltenen Fällen entschließen, zumal sie sehr schmerzhaft ist. Die Applikation von 0,025% Fluocinolon oder 0,1% Triamcinolon unter Okklusion führt in einigen Fällen zu Besserung und sollte bei stark veränderten Nägeln versucht werden. Röntgenbestrahlung hat gelegentlich zu Monate bis Jahre dauernden Remissionen geführt und ist bei Versagen anderer therapeutischer Maßnahmen zu empfehlen. Die Strahlendosis beträgt 100 r bei 30—45 kV in wöchentlichen Abständen bis zu einer Gesamtdosis von 300—400 r. Da das Nagelbett eine zu intensive Röntgenbestrahlung nicht verträgt, sollte man diese Therapie bei einem Patienten nur ein- oder zweimal nach größeren Zeitabständen wählen. Die Onycholysis bessert sich hierdurch nur selten. In der überwiegenden Zahl der Fälle besteht die beste Behandlung des Patienten in Stärkung der Hoffnung auf eine Remission.

Psoriasis pustulosa und Acrodermatitis continua suppurativa (Hallopeau)

Die Nagelveränderungen bei beiden Erkrankungen sind den psoriatischen Veränderungen der Nagelplatte sehr ähnlich. Wahrscheinlich stellen sie Varianten einer einzigen Grunderkrankung dar (Abb. 22 u.

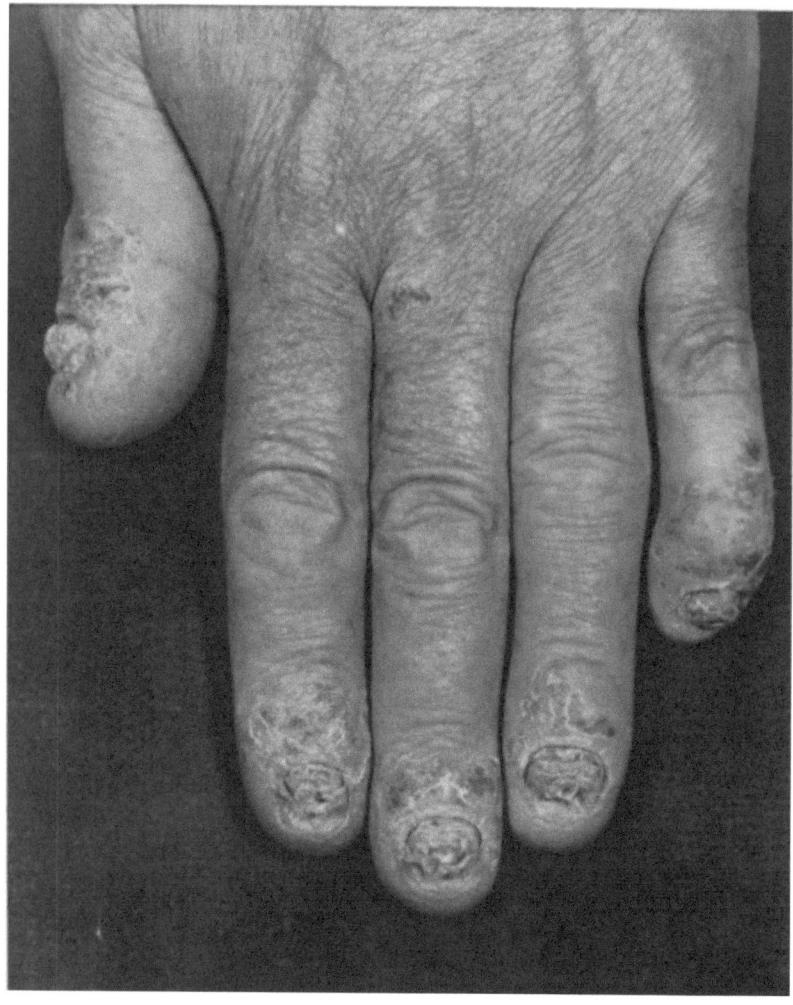

Abb. 22. Pustulöse Psoriasis

Psoriasis pustulosa und Acrodermatitis continua suppurativa

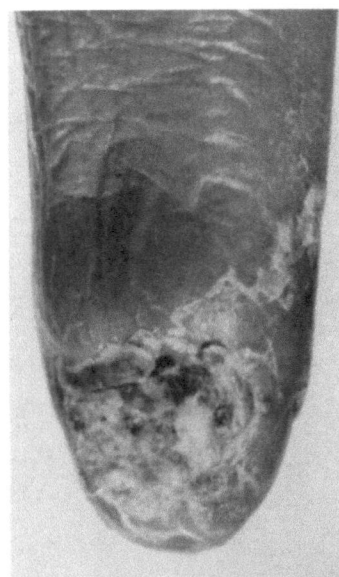

Abb. 23. Acrodermatitis continua Hallopeau

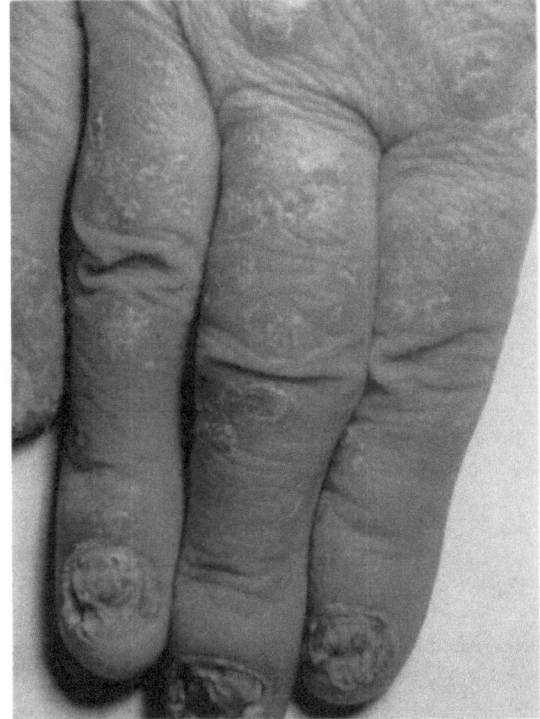

Abb. 24. Psoriasis pustulosa vor Abstoßung größerer Nagelhornmassen

Psoriasis

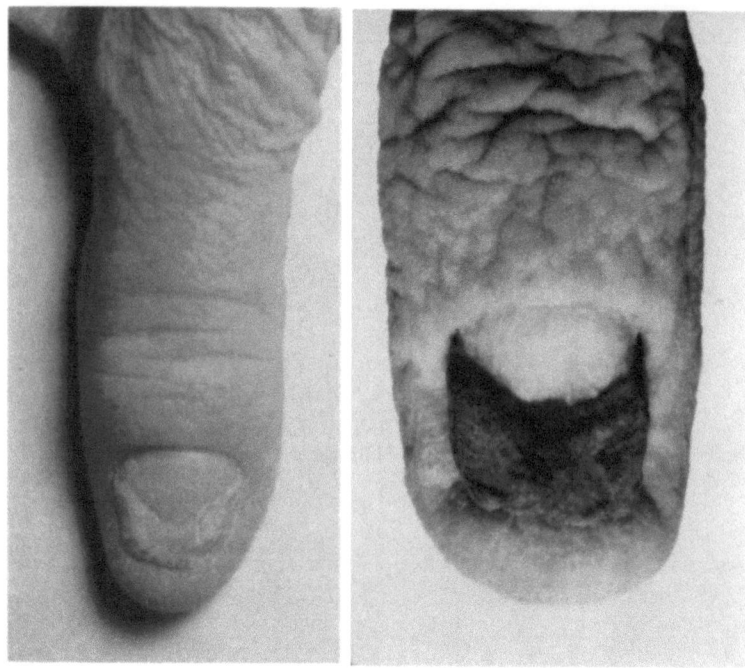

Abb. 25 Abb. 26

Abb. 25. Wie Abb. 24 nach Abstoßung des alten Nagels (vgl. Text)

Abb. 26. Gleicher Patient wie in Abb. 24, post mortem

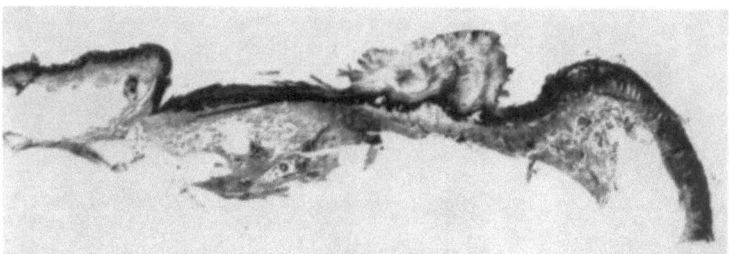

Abb. 27. Längsschnitt durch den in Abb. 26 dargestellten Nagel bei schwacher Vergrößerung (Mikr. Vergr. 5×)

23). Vom Verf. wurde ein Fall von generalisierter Psoriasis pustulosa beschrieben (SAMMAN, 1961 b), bei dem alle Fingernägel stark deformiert und verdickt auftraten (Abb. 24). Nach oraler Triamcinolonbehandlung löste sich der von der Matrix gebildete Teil der Nagelplatte an jedem Finger ab, ohne jedoch neu nachzuwachsen. Das Nagelbett blieb infolgedessen unbedeckt, doch hafteten die dort gebildeten epidermalen Hornmassen fest und ersetzen die fehlende Nagelplatte (Abb. 25 u. 26). Dieser verbleibende Nagel entspricht dem ventralen Nagel von LEWIS. Er unterschied sich völlig von dem sog. „Pseudonagel", der das Nagelbett zu bedecken beginnt, wenn die ursprüngliche Nagelplatte zusammen mit der Nagelmatrix chirurgisch entfernt worden ist. Der ventrale Nagel war in diesem Fall wahrscheinlich ein Differenzierungsprodukt des Sohlenhorns (s. Kap. 1).

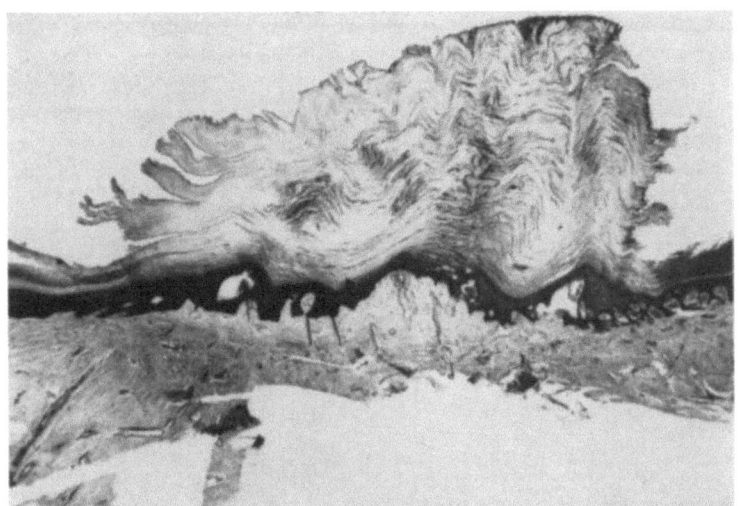

Abb. 28. Stärkere Vergrößerung der Abb. 27. Die ventrale Nagelschicht und das Sohlenhorn sind deutlich sichtbar. (Mikr. Vergr. 17×)

Auf Abb. 27 u. 28 sind die histologischen Bilder eines oben beschriebenen Nagels dargestellt. Für Psoriasis typische Veränderungen konnten bei Durchsicht einer großen Serie von histologischen Präparaten nicht gefunden werden.

Kapitel 4

Nagelmykosen (Tinea unguium)

Pilzinfektionen der Nägel kommen sehr häufig vor. Bei einer manifesten interdigitalen Epidermophytie an den Füßen greift das Pilzwachstum sehr oft auf ein oder zwei Zehennägel über. Dieser Zustand wird vom Patienten zumeist so lange übersehen, bis sich die Infektion auf mehrere Zehennägel oder auf die Fingernägel ausgedehnt hat. Unter den zahlreichen Dermatophyten, die für die Pilzinfektion ursächlich in Frage kommen, sind in erster Linie Trichophyton rubrum, Trichophyton mentagrophytes (interdigitaler Typ) und Trichophyton sulfureum zu nennen. Seltener kommen Trichophyton violaceum, Trichophyton Schönleini, Trichophyton Mégnin und Epidermophyton floccosum in Frage. Gleichfalls kann Candida albicans in die Nagelplatte eindringen und ähnliche Veränderungen verursachen. Dieses Bild wird später gesondert besprochen. Durch Scopulariopsis brevicaulis verursachte Infektionen beschränken sich gewöhnlich auf einen oder beide Großzehennägel und lassen sich klinisch von den echten, durch Dermatophyten verursachte Infektionen unterscheiden.

Pilzinfizierte Nägel zeigen mannigfaltige Veränderungen. Vom Nagelbett aus dringen die Erreger in die Nagelplatte ein und verursachen die makroskopisch sehr frühzeitig sichtbare, bräunliche Verfärbung am Nagelrand (Abb. 29). Mit der fortschreitenden Ausbreitung auf den

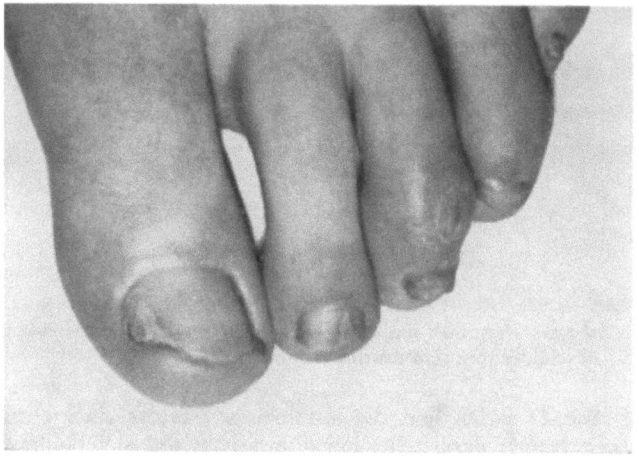

Abb. 29. Beginnende Pilzinfektion an den Zehennägeln

gesamten Nagel (Abb. 30) wird die Nagelplatte brüchig und löst sich teilweise ab. Ebenso wie die Nagelplatte kann das Nagelbett verdickt und höckerig werden (Abb. 31). Abhebung vom Nagelbett und vollständige Onycholyse sind oft die Folge. Gelegentlich sieht man weiße Flecken in der Nagelplatte (Abb. 32), die meistens durch Risse und nachfolgendem Lufteintritt bedingt sind und durch Verunreinigung und bakterielle Sekundärinfektion zu weiteren Farbveränderungen führen (Abb. 33). Besonders bei Infektionen mit Trichophyton Mégnin kann sich die ganze Nagelplatte weißlich verfärben. Nicht selten werden kleine Blutungen unter der Nagelplatte sichtbar (Abb. 34), die auch

Nagelmykosen (Tinea unguium)

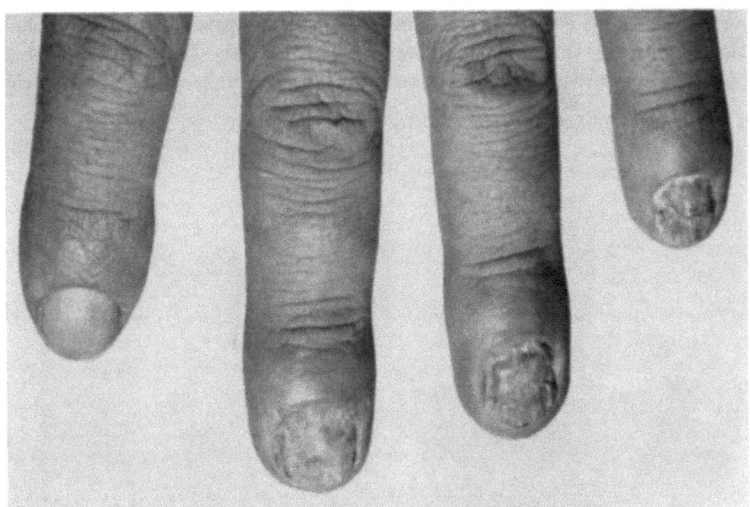

Abb. 30. Ausgedehnte Onychomykose der Finger

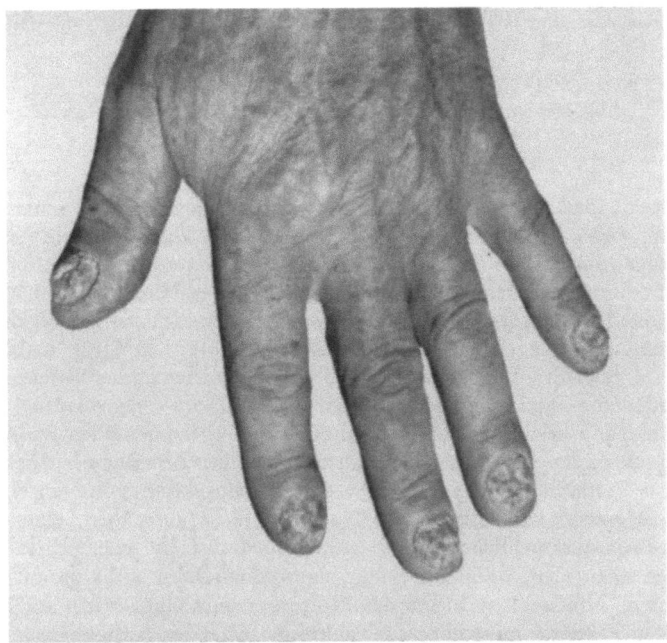

Abb. 31. Onychomykose mit Verdickung der Nagelplatte

30 Nagelmykosen (Tinea unguium)

nach Abheilung des Nagels durch Griseofulvin oft weiter fortbestehen. Gelegentlich beobachtet man, daß die infizierten Nägel vollständig abgestoßen werden, öfter aber bröckelt die erkrankte Nagelplatte so-

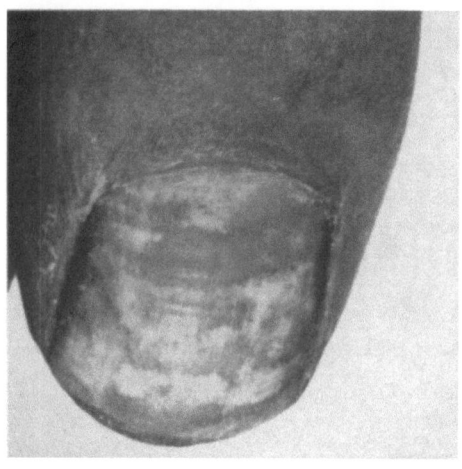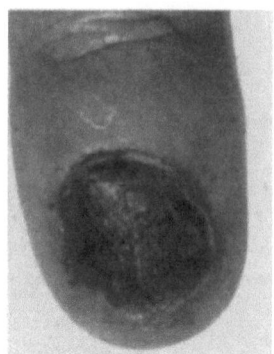

Abb. 32 Abb. 33

Abb. 32. Onychomykose, Weißfleckung

Abb. 33. Onychomykose, deutliche Verfärbung der Nagelplatte

weit ab, daß nur ein kleinerer Rest in der Nähe der Cuticula verbleibt (Abb. 35). Die Diagnose kann nach dem klinischen Bild gestellt werden, auch wenn Symptome, die auf eine weitere Pilzinfektion der Haut hinweisen, fehlen. Zur Bestätigung ist der Nachweis von Mycelien im Nagelkeratin jedoch unerläßlich. Am einfachsten gelingt dieser, indem man Nagelfragmente in einigen Tropfen 15%iger Kalilauge 24 Std erweicht. Bei kleiner Vergrößerung und schwacher Beleuchtung werden die Pilzfäden dann sichtbar, die stärkere Vergrößerung wird den Befund bestätigen. Die Anwendung von Färbemethoden ist in den meisten Fällen überflüssig. Bei einem vom klinischen Bilde her begründeten Verdacht auf das Vorliegen einer Pilzinfektion sollte ein einzelner negativer mikroskopischer Nachweis nicht ausreichen, eine Pilzinfektion auszuschließen. Es ist nicht erforderlich, in jedem Falle Kulturen anzulegen, doch sollte man nach Möglichkeit nicht darauf verzichten. Nicht selten bleibt das Kulturergebnis, auch wenn im Kalilaugen-Präparat mikroskopisch zahlreiche Pilzfäden nachgewiesen wurden, negativ. Gelegentlich treten auch Mischinfektionen in Erscheinung.

Das Sichtbarwerden von Mycelien im Kalilaugen-Präparat ist in Abb. 36 dargestellt. Zum Vergleich ist auf Abb. 37 Candida albicans und auf Abb. 38 Scopulariopsis brevicaulis dargestellt.

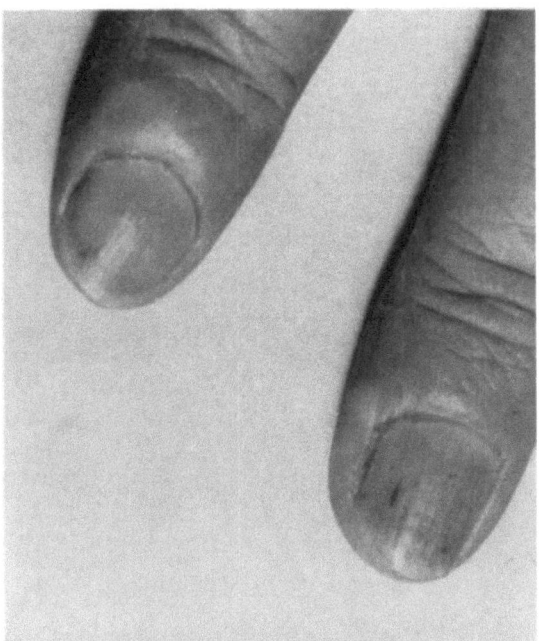

Abb. 34. Onychomykose, subunguale Blutungen

Therapie

Die Behandlung durch Dermatophyten hervorgerufene Onychomykosen ist mit der Entdeckung des Griseofulvins wesentlich erleichtert worden. Im ganzen gesehen bleiben die lokal anzuwendenden Substanzen ohne wesentlichen Einfluß auf den Fortbestand der Infektion. Der Erreger dringt normalerweise so tief in den Nagel ein, daß mit keinem der herkömmlichen Mittel eine entsprechend tiefe, fungicide Wirkung und damit Abtötung der Erreger erreicht werden kann. Oft ist der unter dem dorsalen Nagelfalz liegende Nagelbezirk mitinfiziert, und besonders hier bleibt die ausschließliche Lokaltherapie unbefriedigend.

Vor Beginn einer Griseofulvintherapie müssen Pilze möglichst auch kulturell nachgewiesen werden. In der überwiegenden Zahl der Fälle mit Nagelmykosen ist eine klinische Heilung möglich. Ein Versagen der Therapie ist wahrscheinlich durch Verabreichung zu geringer Dosen

Nagelmykosen (Tinea unguium)

oder inadäquate Resorption bedingt. Besonders zu Beginn der Behandlung ist höhere Dosierung empfehlenswert. Erwachsene mit über 70 kg Gewicht erhalten in den ersten 2 Wochen 7 Tabletten pro Tag, ab 3. Woche 6 Tabletten täglich für weitere zwei bis vier Wochen. Im

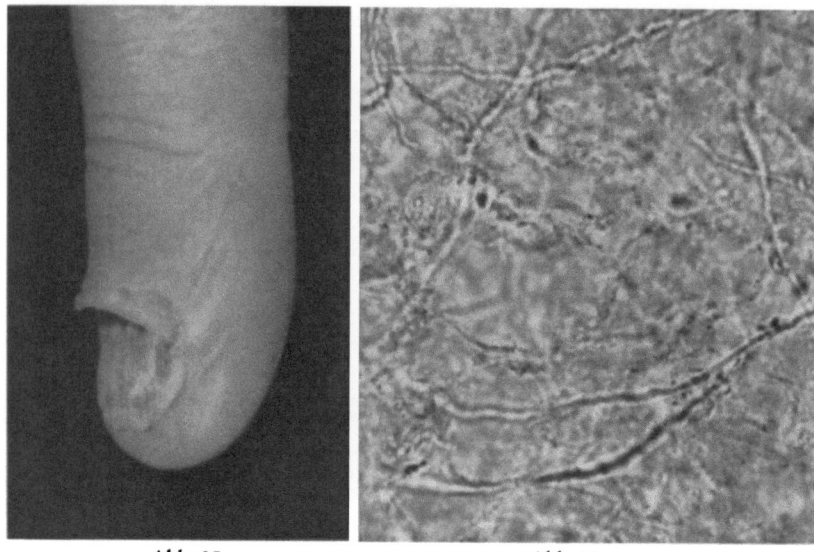

Abb. 35 Abb. 36

Abb. 35. Onychomykose, starker Mitbefall des Nagelbettes. Die Nagelplatte ist fast vollständig abgelöst

Abb. 36. Fadenpilze im K.O.H.-Präparat. (50%ige Reduktion der 962fachen Vergr.)

Anschluß daran ist die Behandlung bis zum Eintritt der klinischen Heilung mit 4 Tabletten pro Tag fortzusetzen. Die Anzahl der verabreichten Tabletten ist für den normalen (250 mg/Tabl.) wie für den feingekörnten Herstellungstyp (125 mg/Tabl.) gleich. Erwachsene mit geringerem Körpergewicht nehmen 6 Tabletten täglich, später auf 4 Tabletten reduziert. Kindern gibt man anfangs 4 Tabletten täglich, später 3 oder 2. Um die Resorption in Magen und Darm noch zu verbessern, sollten die Tabletten vor dem Einnehmen zerstoßen werden. Zudem liegen Hinweise vor, daß eine optimale Resorption des Mittels sich durch gleichzeitige Einnahme einer fettreichen Mahlzeit erzielen läßt. Bei großen Anfangsdosen kann es zu geringen Nebenerscheinungen wie Kopfschmerzen oder Magenbeschwerden kommen. Trotzdem sollte man den Patienten zur Fortführung der Therapie anhalten, da diese Beschwerden gewöhnlich nach 2 bis 3 Tagen schwinden. Nur gelegentlich zwingen stärkere Nebenerscheinungen zum Abbrechen der Behandlung.

Therapie 33

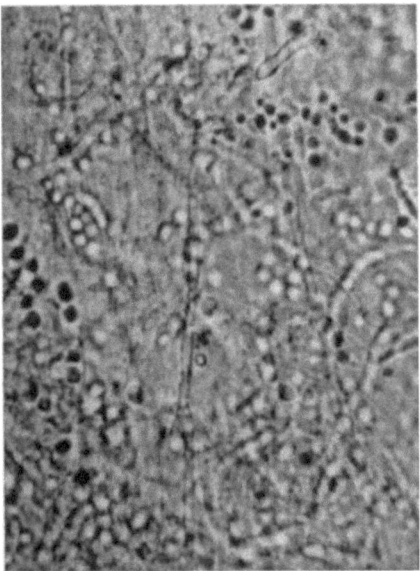

Abb. 37. Nagelcandidiasis. Pseudomycelien und Sporen werden im K.O.H.-Präparat sichtbar. (30%ige Reduktion der 612fachen Vergr.)

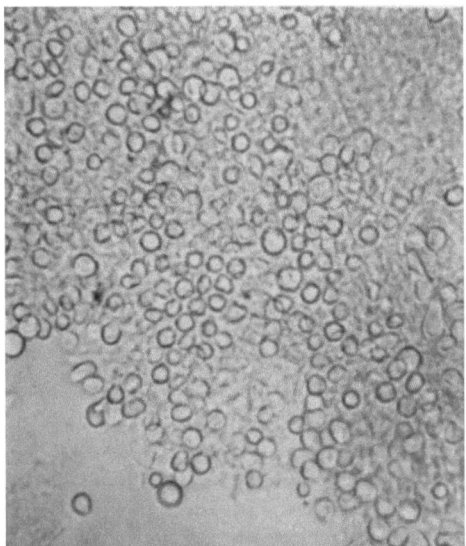

Abb. 38. Infektion des Nagels durch Scopulariopsis brevicaulis. Im K.O.H.-Präparat werden Haufen größerer, z. T. birnenförmiger Sporen sichtbar. (50%ige Reduktion der 962fachen Vergr.)

3 Samman, Nagelerkrankungen

In Deutschland werden oft bis zur Abheilung von Anfang an täglich 4 Tabletten verabreicht. In Abhängigkeit von der Wachstumsrate des Fingernagels wird sich in etwa 5 bis 6 Monaten der Befund normalisiert haben.

Unbefriedigender bleibt die Behandlung der pilzinfizierten Zehennägel. Wenn die Fingernägel nicht miterkrankt sind, kann man bei älteren Patienten von einer Behandlung absehen. Bei einem jungen Patienten mit Pilzbefall an einzelnen Zehennägeln ist die Nagelextraktion mit der gleichzeitig beginnenden Griseofulvintherapie jedoch zu empfehlen. Da die ersten Millimeter des nachwachsenden Nagels noch infiziert sein können, sollten sie bis zum Nagelfalz abgefeilt oder mit der Schere entfernt werden. Die Behandlung mit Griseofulvin muß wie bei den Fingernägeln etwa 6 Monate dauern.

Bei der Behandlung einer Nagelmykose an den Fingern mit Griseofulvin beobachtet man nicht selten eine gleichzeitige Besserung einer mitbestehenden, ausgedehnten Infektion an den Fußnägeln. In diesen Fällen ist eine Verlängerung der Therapie auf 12 bis 18 Monate berechtigt. Gewöhnlich ist der infizierte Nagel wesentlich schmaler als der gesunde, und das Nagelbett hat sich im Laufe der Jahre verengt. Aus diesem Grunde treten, sobald ein gesunder Nagel in ursprünglicher Größe nachzuwachsen beginnt, gern sehr schmerzhafte Ungui incarnati auf, die die vollständige Extraktion des Nagels erforderlich machen.

Rezidive sind leider nicht selten. Oft findet man noch Pilze nach klinisch völliger Abheilung. Das Rezidivieren ist auf Reaktivierung bislang inaktivierter Pilze oder aber auf Reinfektion zurückzuführen. Die Behandlung eines Rezidivs ist in diesen Fällen unbefriedigender als zu Beginn der Griseofulvintherapie.

Scopulariopsis brevicaulis

Diesen in der Natur sehr weit verbreiteten Erreger findet man gelegentlich auch im Nagelkeratin. Die Infektion bleibt auf einen, seltener beide Großzehennägel beschränkt und führt zu einer partiellen Gelb- oder Weißfärbung der Nagelplatte [Tafel I (d)]. Es ist anzunehmen, daß der Erreger erst nach vorhergehender Schädigung des Nagels in die Hornmassen eindringt und sich vermehren kann. Ein Hinweis auf die Diagnose ist durch das Sichtbarwerden der unregelmäßig geordneten Mycelien und bei gruppiertem Auftreten großer Sporen im Kalilaugen-Präparat gegeben. Kulturen sind zur Bestätigung anzulegen. Diese Veränderungen erweisen sich als sehr resistent und bleiben besser unbehandelt, da sie, wie alle Onychomykosen, auch nach chirurgischer Nagelentfernung wieder auftreten können und von nur geringer klinischer Bedeutung sind.

Kapitel 5

Die chronische Paronychie

Sie zählt zu den häufigsten Erkrankungen im Nagelbereich. Man findet sie häufiger bei Personen, die in feuchtem Milieu arbeiten (Hausfrauen, Schankwirte, Wäschereiarbeiter). Besonders in gemäßigten Klimazonen tritt sie oft im Verein mit einer Akrocyanose der Extremitäten auf. Die Mehrzahl der Patienten mit diesen Veränderungen sind demgemäß Frauen, die vielfach weitere Zeichen einer vegetativen Dystonie mit Cutis marmorata oder Hyperhidrosis aufweisen.

Hinsichtlich der Ätiologie der Erkrankung gehen die Meinungen weit auseinander, akute Infektionen gehen selten voraus, doch kann eine plötzliche Verschlimmerung während der Erkrankung von Zeit zu Zeit auftreten.

Die Erkrankung beginnt meistens damit, daß die Cuticula bei langer Exposition in alkalihaltigem Wasser durch Maceration teilweise oder vollständig zerstört wird. Auch nach intensiver Maniküre oder nach einer Verletzung kann dieser Zustand eintreten. Der Spalt zwischen dem dorsalen Nagelfalz und der Nagelplatte verbreitert sich dadurch (Abb. 39), und Erreger der Candidagruppe, besonders Candida

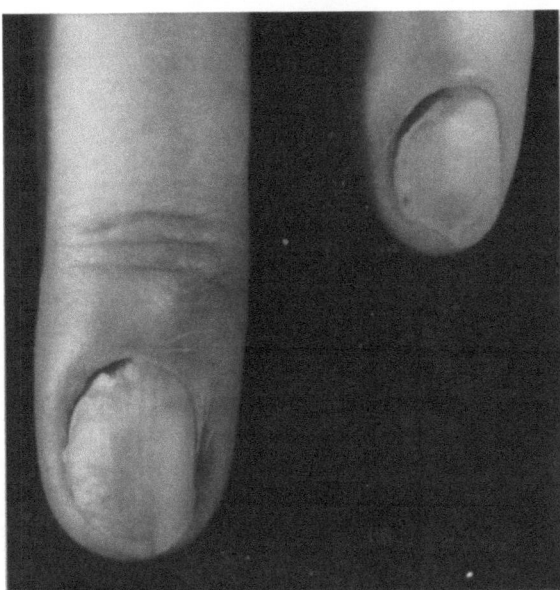

Abb. 39. Chronische Paronychie im Anfangsstadium, mit Verlust der Cuticula und wallartige Verdickung des unteren Nagelfalzes

albicans, siedeln sich an. Bei Anwesenheit kleiner Eiterpfröpfe oder nach vorsichtigem Abschaben des Nagelkeratins unter dem hinteren Nagelfalz kann man mit ziemlicher Sicherheit eine Candidamykose diagnostizieren. Akute und sehr lästige Beschwerden verursachende Exacerbationen werden wahrscheinlich durch bakterielle Sekundärinfektionen hervorgerufen und schwinden relativ schnell. Meistens handelt es sich dabei um Staphylokoken, Streptokokken oder Pseudomonas aeruginosa. Candida-Erreger spielen nach Ansicht vieler Autoren bei der Aufrechterhaltung dieses Prozesses die tragende Rolle, eine sichere Antwort auf diese Frage steht jedoch noch aus.

Klinische Erscheinungen

Die Infektion kann sich auf einen Fingernagel beschränken oder aber mehrere befallen. Der hintere Nagelfalz erscheint gerötet, geschwollen (Abb. 39) und ist schmerzhaft. Oft lassen sich kleine Eitertropfen aus einer Ecke des Nagelfalzes exprimieren. Die entzündlichen

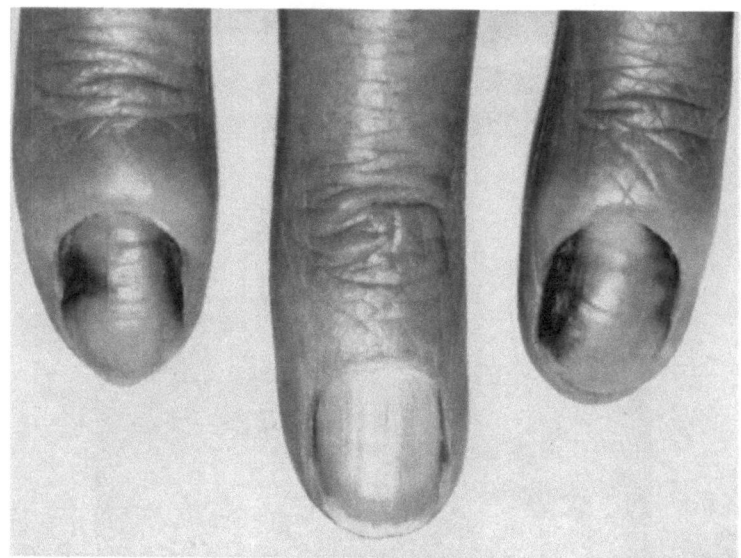

Abb. 40. Chronische Paronychie. Verfärbung der seitlichen Nagelplatten

Erscheinungen zeigen wechselnde Intensität und Schmerzhaftigkeit. In der anfangs unauffälligen Nagelplatte werden bald Randveränderungen mit Braun- oder Schwarzfärbung sichtbar (Abb. 40), die sich erheblich ausdehnen können. Neben deutlicher werdenden Querfurchen (Abb. 41) kommt es später zu einer beträchtlichen Verkleinerung der ursprünglichen Größe des Nagels, verstärkt noch durch die polsterartige Schwellung und Induration des paronychialen Gewebes (Abb. 42 u. 43). Gelegentlich verfärbt sich die ganze Nagelplatte wie bei einer Nagelmykose bräunlich. Der polsterartig geschwollene Nagelfalz erleich-

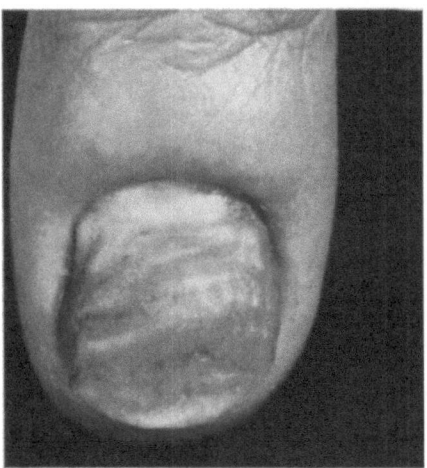

Abb. 41. Chronische Paronychie. Querriffelung der Nagelplatte

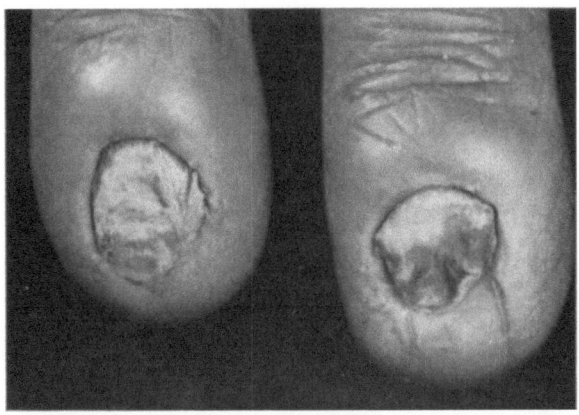

Abb. 42. Chronische Paronychie im Endstadium. Deutliche Verunstaltung und Verkleinerung der Nagelplatte

tert die Diagnose jedoch. Zudem läßt sich in diesen Fällen ein Eindringen von Erregern der Candidagruppe in die Nagelplatte nachweisen (Abb. 44). Der Hauptteil der Nagelveränderung ist durch eine aus-

38 Die chronische Paronychie

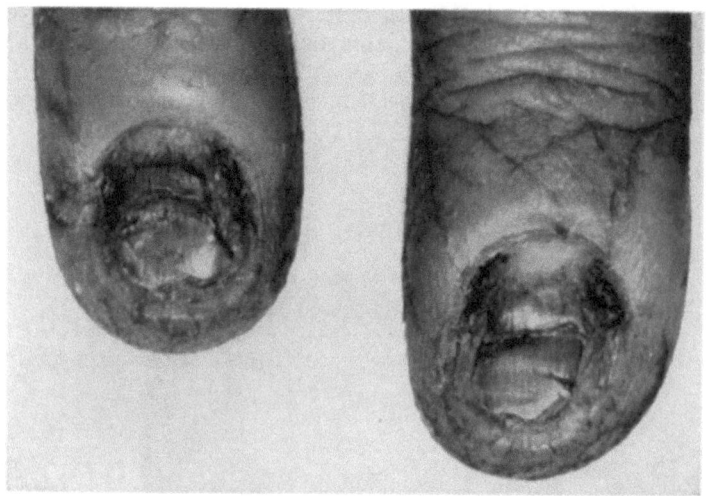

Abb. 43. Chronische Paronychie im Endstadium. Farbveränderungen, Querriffelung und Verkleinerung der Nagelplatte

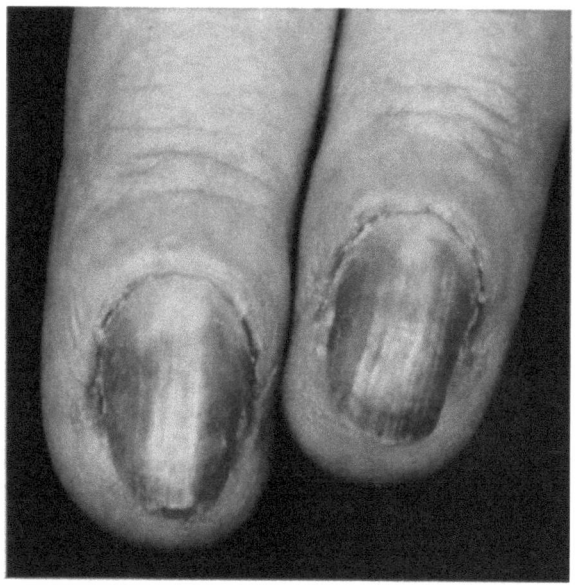

Abb. 44. Candida albicans-Mykose der Nagelplatten

geprägte Entzündung der Matrixgegend bedingt, von der Störungen des regulären Nagelwachstums ihren Ausgang nehmen. Jedoch liegen Beobachtungen vor, wonach die Randverfärbung durch in die Nagelplatte eindringende Bakterien, insbesondere Pseudomonas aeruginosa, bedingt sein soll.

Der Zustand ist extrem langwierig und dauert ohne Behandlung oft Jahre. Vielfach bleibt die Entzündung auf einen oder zwei Finger beschränkt. Einzelne Läsionen können in wenigen Wochen bis Monaten spontan abheilen, während an den übrigen Fingern die Erscheinungen weiter fortbestehen.

Behandlung

Wie bei vielen chronischen Erkrankungen werden auch bei der chronischen Paronchyie in Ermangelung einer gesicherten Therapie verschiedene Behandlungsformen empfohlen. Ein einzelnes Therapeuticum wird nicht in allen Fällen helfen. Wichtig ist, daß der Patient sich an bestimmte Richtlinien hält. Insbesondere sollte er die Hände möglichst selten mit Wasser in Berührung bringen, was naturgemäß in vielen Fällen auf große Schwierigkeiten stößt. Eine Lokaltherapie kann jedoch nur dann erfolgreich sein, wenn der weiteren Maceration der Haut Einhalt geboten wird. Bei Patienten mit deutlicher Akrocyanose sind gefäßerweiternde Medikamente in adäquater Dosierung angezeigt. Verschiedene Therapeutica stehen für die Lokalbehandlung zur Verfügung. Da die Veränderungen eher Wochen und Monate dauern, werden farblose Mittel von den meisten Patienten bevorzugt. Nystatin (Moronal)-Salbe ist in vielen Fällen erfolgreich und sollte versucht werden.

Gute Dienste leistet oft die Anwendung von 1%iger Tanninsäure und 1%iger Borsäure in Spiritus dilutus. Man erzielt damit neben einer gewissen fungistatischen Wirkung besonders leicht das erforderliche Austrocknen des erkrankten Bezirkes. Durch die Tanninsäure werden gelegentlich die Nägel bräunlich verfärbt.

An farblosen Fertigpräparaten ist hier Hexomedin-Spiritus oder Merfen-farblos zu nennen.

Bei Verwendung farbiger Lösungen ist 1% Gentianaviolett in 25% Spiritus oder Castellanische Lösung zu empfehlen. In jedem Fall darf die Therapie erst nach Wochen oder Monaten abgesetzt werden, da von einer Heilung erst nach vollständiger Normalisierung des Falzgebietes und Wiederherstellung der Cuticula gesprochen werden kann. In manchen Fällen läßt sich eine vollständige Abheilung überhaupt nicht erzielen. STONE u. MULLINS (1964) vertreten nach experimentellen Untersuchungen die Ansicht, daß durch Applikation einer 88%igen wäßrigen Phenol-Lösung in den Nagelfalz die nachfolgende artifiziell gesetzte Entzündung in einer Reihe von therapieresistenten Fällen zur Abheilung führt.

Nur in seltenen Ausnahmefällen ist die Extraktion der Nagelplatte angezeigt. Der nachwachsende Nagel bedarf besonders intensiver Pflege, da sonst das Endresultat dem vorherigen Zustand entsprechen kann. Das Grundgebiet sollte vor weiterer Maceration geschützt und mit antiseptischen Lösungen oder Cremes behandelt werden.

Gleichzeitig an anderen Körperstellen aufgetretene Candidainfektionen sind mitzubehandeln.

Candida-albicans-Infektion der Nagelplatte

Sie tritt in den meisten Fällen als Komplikation einer chronischen Paronychie auf, kann aber im Einzelfalle auch nach völliger Abheilung vorher bestehender Paronychien selbständig fortdauern. Manchmal sind keinerlei Hinweise auf eine vorausgegangene chronische Paronychie zu erhalten, und die Ähnlichkeit dieser Fälle mit einer Onychomykose ist groß [Tafel I (c)]. Die kulturelle Identifizierung der Erreger ist daher aus diagnostischen, besonders aber auch aus therapeutischen Gründen unbedingt erforderlich. Auch bei einer Onycholyse können Sekundärinfektionen des Nagelbettes mit Hefepilzen und späteres Eindringen der Erreger in die Nagelplatte das Bild komplizieren.

Die Therapie dieser Affektionen ist besonders schwierig, da bei Candida albicans das Griseofulvin keine Wirkung aufweist. Oft ist man nach langwährender, aber erfolgloser Lokaltherapie gezwungen, den infizierten Nagel zu entfernen. Bei ausgeprägter Onycholyse erscheint das Nagelbett oft verdickt und aufgeworfen. Deshalb sollte man das Nagelbett im Anschluß an die Extraktion der Nagelplatte sorgfältig kurettieren. Auch diese radikale Therapie ist keine Garantie für die erfolgreiche Heilung und kommt erst an letzter Stelle in Frage.

Kapitel 6

Kontaktdermatitis, Ekzem

Durch Kontaktdermatitis bedingte Nagelveränderungen können beträchtliche Ausmaße annehmen. Die Ursache ist meistens leicht zu erkennen. Oft sind die entzündlichen Erscheinungen bereits abgeklungen, wenn der Patient wegen Nagelveränderungen Rat sucht. Zur Stellung der exakten Diagnose gehört hier eine genaue Erfragung der Vorgeschichte. Vielfach werden derartige Patienten unter der Verdachtsdiagnose „Nagelmykose" überwiesen. Die Pilzinfektion läßt sich jedoch leicht ausschließen.

Unter den Veränderungen des Nagels, die sich bei entzündlichen Hautaffektionen im Bereich der Hände, insbesondere in Nagelnähe, entwickeln, muß die Neurodermitis diffusa besonders erwähnt werden.

Kontaktdermatitis, Ekzem 41

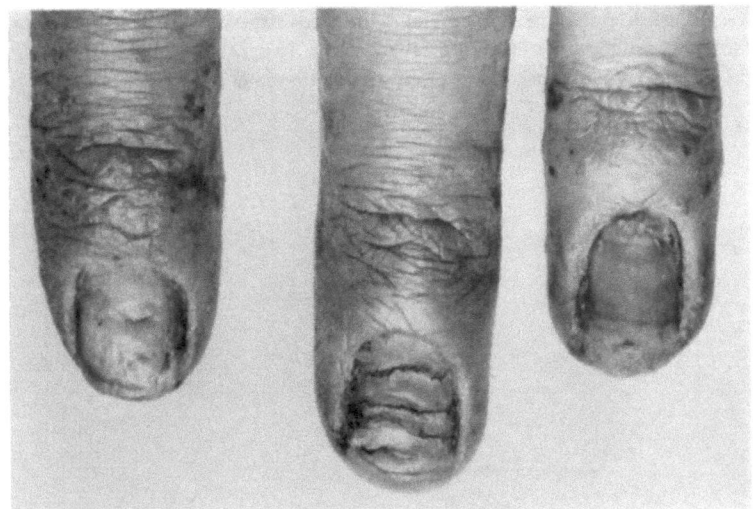

Abb. 45. Chronisches Ekzem: starke Tüpfelung und Querstreifung

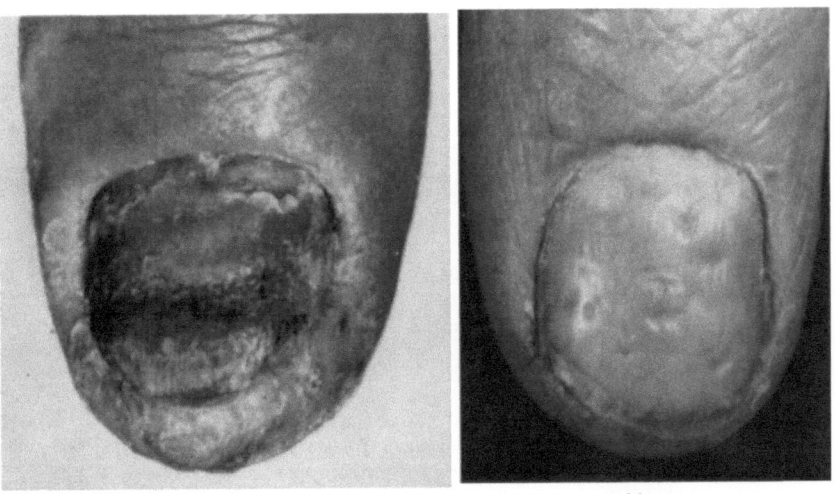

Abb. 46   Abb. 47

Abb. 46. Chronisches Ekzem. Querfurchung mit teilweisem Verlust der Nagelplatte

Abb. 47. Grobe Tüpfelung beim Nagelekzem

Gewöhnlich findet man hier eine Onychodystrophie mit ausgeprägter, unregelmäßiger Querfurchung (Abb. 45 u. 46). Dazu können ein oder mehrere Nägel Tüpfel aufweisen (Abb. 45 u. 47). Die Querfurchung

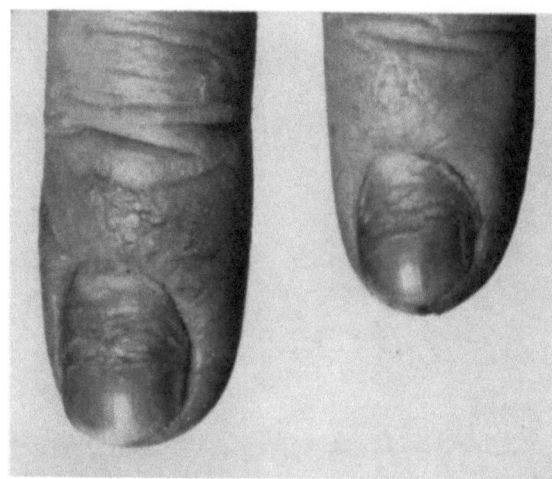

Abb. 48. Beginnende Verformung der Nagelplatte bei chronischem Ekzem

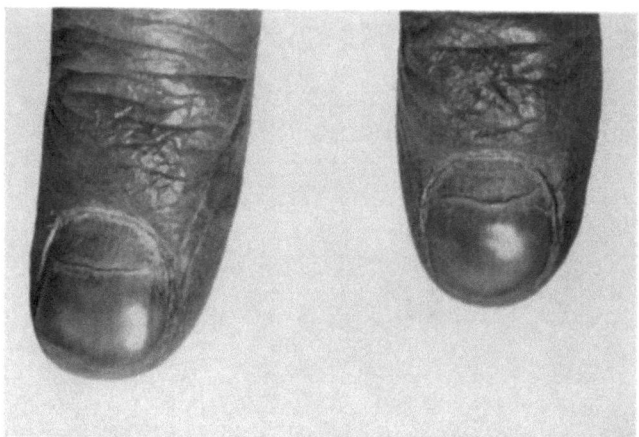

Abb. 49. Beginnende Nagelveränderungen bei generalisiertem Ekzem. Tiefe Querfurchung an allen Nägeln mit Nachwachsen einer mißgestalteten Nagelplatte

erscheint regellos an einem oder mehreren Nägeln und führt oft zu starker Verunstaltung der Nagelplatte. Bei sehr tiefer Furchung brechen die Nägel leicht stückweise ab (Abb. 46). Die anfänglichen Ver-

Kontaktdermatitis, Ekzem 43

änderungen sind immer an den proximalen Nagelabschnitten lokalisiert (Abb. 48). Subunguale Petechien oder gar größere Blutungen sowie eine chronische Paronychie können als weitere Komplikation hinzukommen. Differentialdiagostisch muß diese Nagelfurchung von der querverlaufenden Furchung anderer Genese, insbesondere der posttraumatischen Nageldystrophie und dem habituellen Nagelbeißen abgegrenzt werden (Kap. 9).

Bei akut einsetzender generalisierter Dermatitis entwickeln sich oft an allen Nägeln Impressionen, die den Beauschen Linien ähnlich sind (Kap. 8), im Unterschied dazu bleibt aber bei der Dermatitis der ganze nachwachsende Nagelabschnitt mitverändert (Abb. 49). Bei der exfoliativen Dermatitis kann sich die Nagelplatte vollständig ablösen.

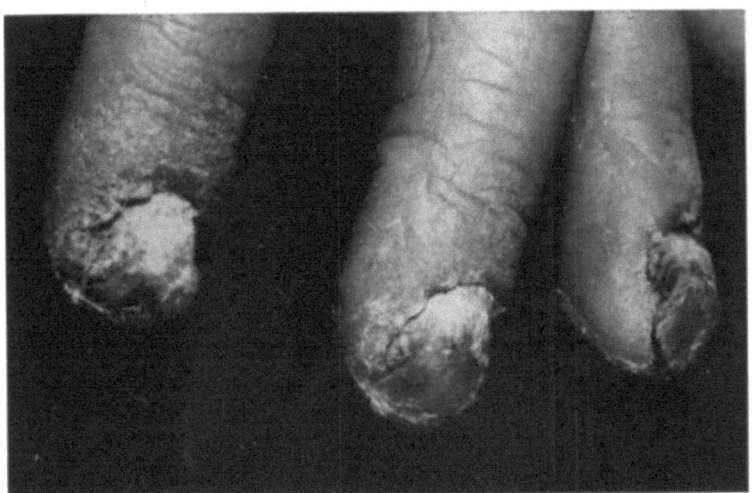

Abb. 50. Chronisches Ekzem, Hypertrophie der Nagelplatte

Obgleich das Nagelbett bei einer Kontaktdermatitis üblicherweise mit einer Dystrophie reagiert, beobachtet man gelegentlich stärkere Hypertrophien. In diesen Fällen ist auch der Nagelfalz entzündet, und es bildet sich eine verdickte, unregelmäßige Nagelplatte (Abb. 50). Derartige Nagelhypertrophien sind fast ausschließlich auf exogene Ursachen zurückzuführen und müssen von plötzlich auftretender Psoriasis oder toxischen Irritationen unterschieden werden. Hier fehlen jedoch immer die Zeichen einer Entzündung an den Fingern. Weitere Hinweise auf das Vorliegen einer Psoriasis sind nicht immer vorhanden (Abb. 51).

Nicht selten kommt eine Onycholysis bei einer Kontaktdermatitis an den Fingerspitzen zur Beobachtung. Diese Veränderung ist wahrscheinlich die Folge toxischer Substanzen, die unter den freien Nagelrand eingedrungen und tief in das Nagelbett penetriert sind. Auch auf dem Wege durch die Nagelplatte selbst vermögen gelegentlich toxische Substanzen in das Nagelbett einzudringen. Bei Fällen mit

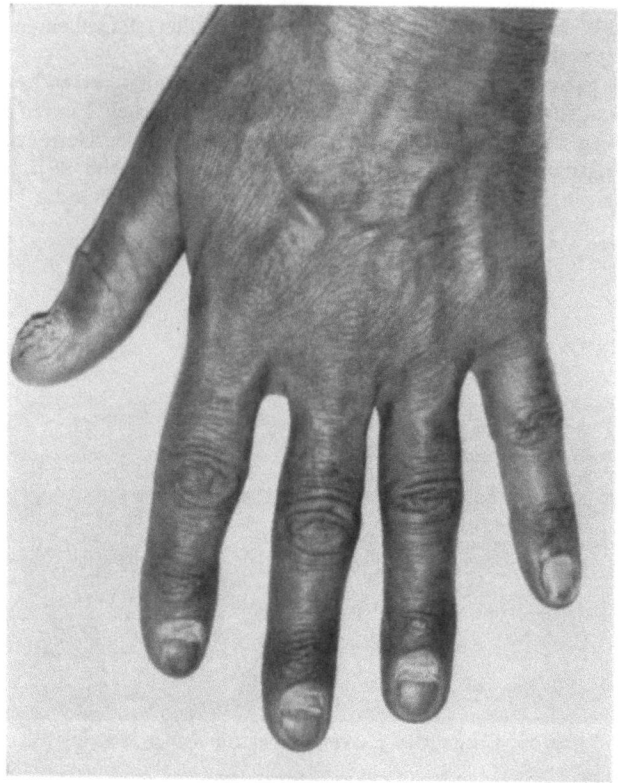

Abb. 51. Plötzlich aufgetretene Psoriasis vulgaris unter dem Bilde eines Nagelekzems

einer generalisierten Erythrodermie sieht man manchmal sehr stark polierte Nägel, ein Effekt, der durch das Reiben der Nägel an der juckenden Haut entsteht, um zu verhindern, daß diese aufgekratzt wird.

Die Behandlung zielt im wesentlichen auf die Entzündung, nach deren Abheilung sich die Nagelveränderungen langsam normalisieren. Mit einer vollständigen Wiederherstellung sollte nicht vor drei Monaten gerechnet werden. Falls eine chronische Paronychie als Komplikation hinzukommt, ist sie gesondert zu behandeln.

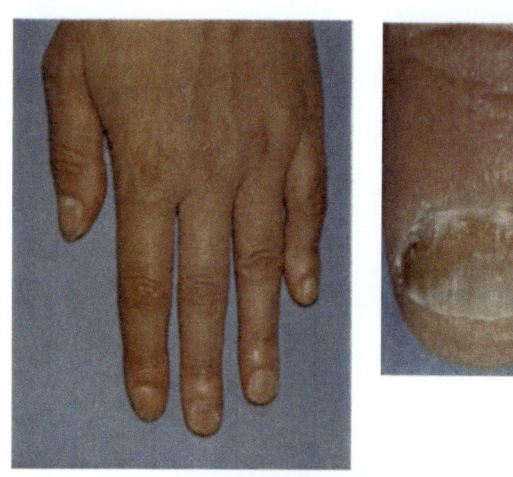
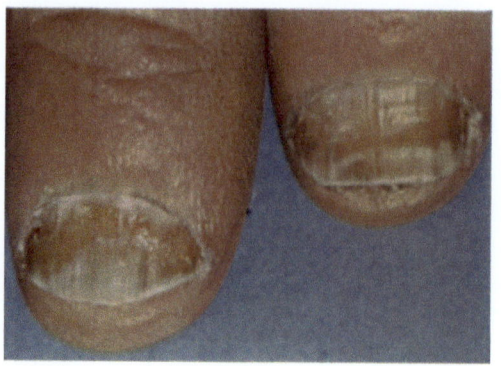
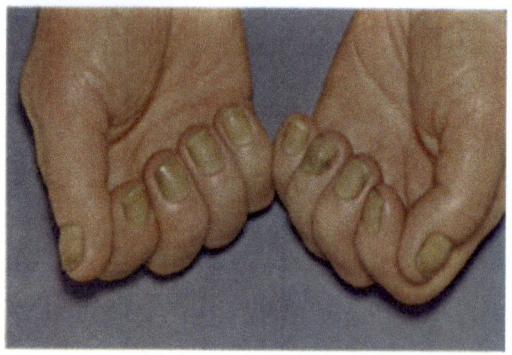
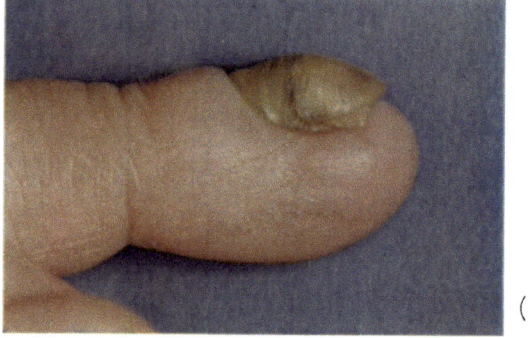

Tafel III
(a) und (b) Nagelveränderungen beim Raynaud-Syndrom.
(c) und (d) Nagelveränderungen beim „Gelbe Nägel"-Syndrom.

Kapitel 7

Zirkulationsbedingte Nagelveränderungen

Die Nagelmatrix reagiert sehr empfindlich auf eine Drosselung der Blutzufuhr. Bedingt durch die exponierte Lage, kann Kälteeinwirkung leicht zu Angiospasmen mit Mangeldurchblutung und nachfolgender Wachstumsstörung der Nagelplatte führen. Dabei entstehen verschiedenartige Bilder (s. u.).

Bei einem mehrere Jahre bestehenden Raynaud-Syndrom beobachtet man sehr charakteristische Veränderungen: die Nagelplatte wird dünn, und es entwickelt sich eine ausgeprägte Längsstreifung (Abb. 52)

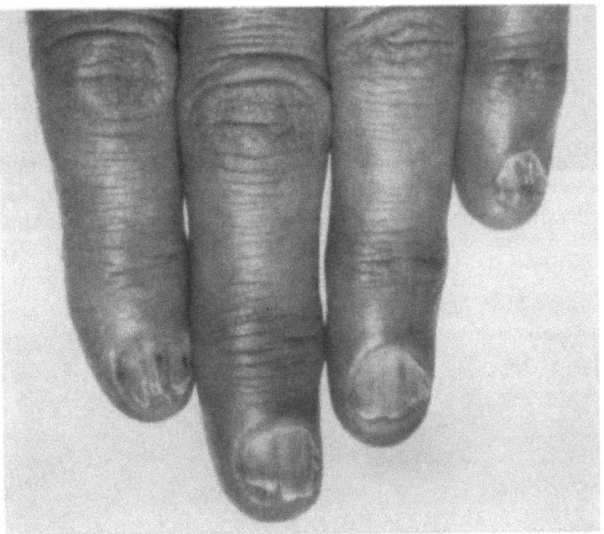

Abb. 52. Nagelveränderungen beim Raynaud-Syndrom

mit Bildung von Nagelspalten. Die Nagelplatte wird rasch brüchig, und in manchen Fällen folgen weitere Veränderungen wie eine Koilonychie oder auch eine partielle Onycholysis an einem oder mehreren Fingern. Durch die verdünnte Nagelplatte wird die Eigenfarbe des Nagelbettes deutlicher sichtbar und zeigt eine intensivere Rotfärbung. Im Gegensatz dazu erscheint die durch Onycholyse veränderte Nagelplatte weiß, seltener z. B. durch Schmutzansammlung oder als Folge einer Entzündung, auch dunkel gefärbt. Auffallend ist die große Brüchigkeit der Nägel, die offensichtlich aus minderwertigem Hornmaterial bestehen. Das Nagelwachstum ist nicht verzögert, doch schneiden die Patienten die Nägel wegen der erhöhten Brüchigkeit meistens von sich aus kurz.

Anhand einer Reihe von Arteriogrammen konnten wir zeigen, daß neben vollständigem arteriellem Verschluß Gefäßspasmen allein ausreichend sein können, diese Veränderungen hervorzurufen (SAMMAN u. STRICKLAND, 1962). Die gefäßbedingte Form von Nagelveränderungen, wie sie beim Raynaud-Syndrom gefunden wird, tritt in dieser Krankheitsgruppe mit Durchblutungsstörungen zahlenmäßig am häufigsten in Erscheinung.

Gelegentlich vernarbt das Nagelbett mit Abstoßung der Nagelplatte. Beschränkt sich dieser Vorgang auf einen oder nur wenige Finger (Abb. 53), so handelt es sich meistens um einen arteriellen Verschluß. Bei gleichzeitigem Vorkommen an mehreren Fingern jedoch liegen eher ausgeprägte Spasmen ohne organische Gefäßstörungen vor (Abb. 54). Partieller oder vollständiger Verlust einer oder mehrerer Nägel sind bei Diabetes mellitus und Gefäßstörungen anderer Ätiologie einschließlich der Sklerodermie nicht selten (Abb. 55). Schmäler und dünner werdende Nagelplatten allein weisen oftmals schon auf gefäßbedingte Störungen hin.

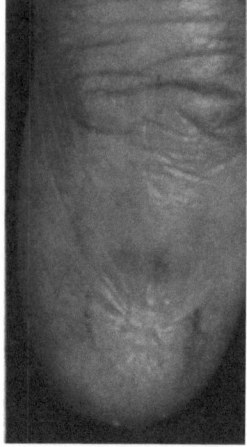

Abb. 53. Permanenter Verlust des Nagels nach Verlegung der Arteriae digitales

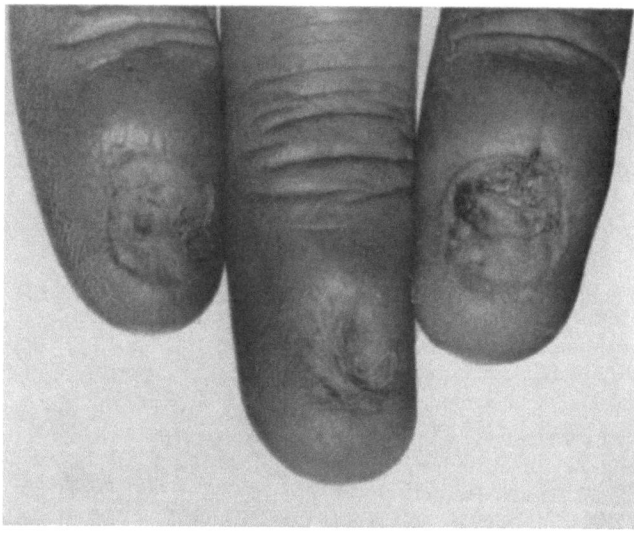

Abb. 54. Verödung des Nagelbettes an mehreren Fingern bei ausgeprägtem Raynaud-Syndrom. Keine Unterbrechung der Arteriae digitales

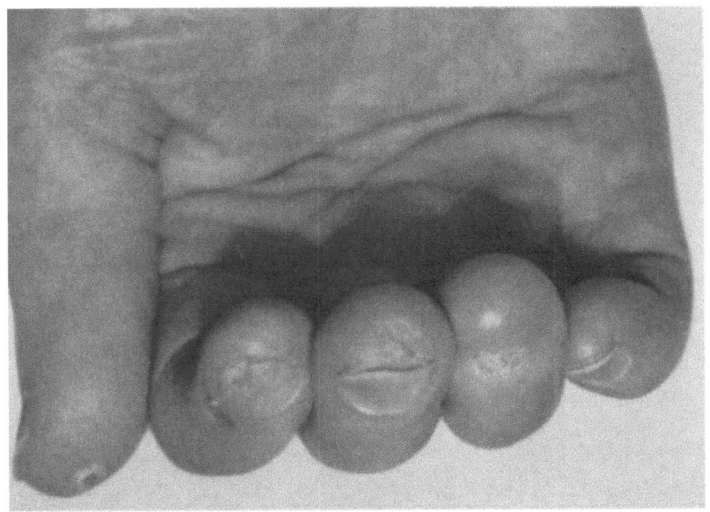

Abb. 55. Sklerodermie: Veränderungen der Nägel und Rattenbißnekrosen an den Fingerspitzen

Die Pterygiumbildung, d. h. die Wucherung der Cuticula und ihr Festhaften an der Nagelplatte, wird von EDWARDS (1948) als typisch für Gefäßspasmen beschrieben und kann gelegentlich die oben erwähnten Veränderungen begleiten, besonders die partiellen Nageldefekte (Abb. 56 u. 57). Es ist jedoch fraglich, ob arterielle Spasmen immer derartige Erscheinungen hervorrufen, da sie eher im Verein mit dauernden Gefäßstörungen auftreten und gelegentlich auch beim Lichen ruber und manchmal ohne erkenntliche Ursache beobachtet werden. Die Onycholyse kann einziges Symptom einer gestörten Zirkulation sein, meistens jedoch bleibt sie nur Teil eines Symptomenkomplexes (Abb. 58).

Bei Patienten mit einem Raynaud-Syndrom treten besonders nach längerer Kälteexposition Beau-Reilsche Furchen auf. Es sind streifenförmige Impressionen in der Oberfläche der Nagelplatte, die auf einen vorübergehenden Wachstumsstillstand der Matrix hinweisen. Man findet sie bei einer Reihe von Systemerkrankungen an allen Nägeln (s. Kap. 8), die kältebedingten Beauschen Linien zeigen sich dagegen immer nur an einzelnen Nägeln.

Weiterhin weisen Patienten mit andauernd kalten Händen oft eine chronische Paronychie auf, die zu den oben beschriebenen Erscheinungen noch hinzukommen kann. Candida albicans-Erreger dringen zusätzlich in die Nagelplatte ein, verursachen Farbveränderungen der Nägel und führen bei gleichzeitig bestehender Onycholyse zu Verdickungen

Zirkulationsbedingte Nagelveränderungen

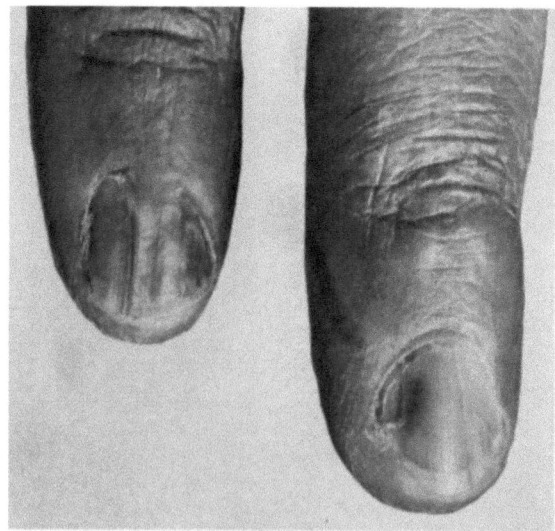

Abb. 56. Nagelpterygium bei beginnendem Raynaud-Syndrom

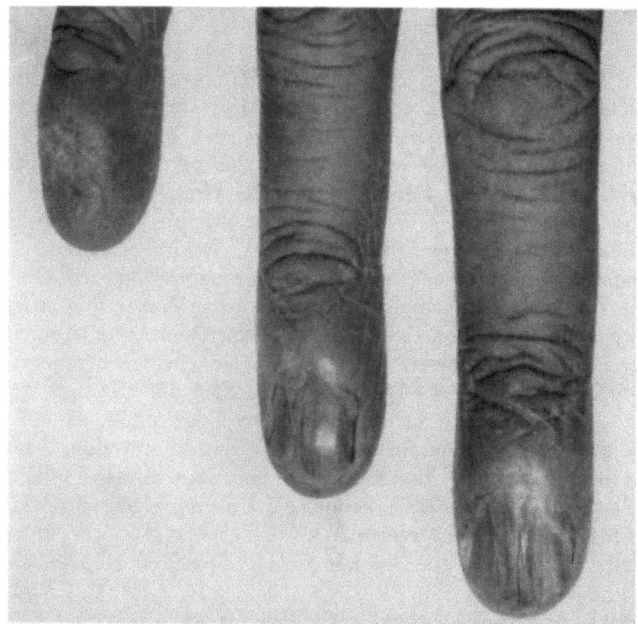

Abb. 57. Nagelpterygium an zwei Nägeln bei Raynaud-Syndrom. Der Kleinfingernagel ist vollständig verödet

und Unregelmäßigkeiten des Nagelbettes. Die chronische Paronychie ist für Patienten mit peripheren Zirkulationsstörungen wohl die unangenehmste Komplikation.

Die Behandlung dieser Erscheinungen muß sich auf das Grundleiden richten. Beschwerden beim Raynaud-Syndrom sprechen oft auf Reserpin (3mal 0,25 mg/die) besser als auf zahlreiche gebräuchliche Vasodilatatoren an. Leider ist in den meisten Fällen eine Besserung nur in begrenztem Maße zu erzielen. Warmes Wetter führt oftmals zur Besserung der Beschwerden. Die Behandlung der chronischen Paronychie erfolgt nach dem im Kap. 5 Gesagten.

Bei der progressiven Sklerodermie (mit Akrosklerose) bleiben die Nägel erstaunlicherweise oft völlig normal, auch wenn gravierende Raynaudsche Symptome mit Atrophie der Endglieder hinzukommen (Abb. 4). Dennoch auftretende Nagel-

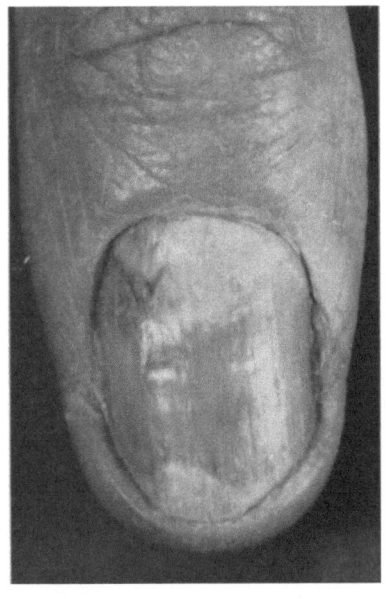

Abb. 58. Onycholyse nach Perniosis

veränderungen entsprechen den oben beschriebenen Formen. Nicht selten werden dabei einzelne Nägel teilweise oder vollständig zerstört.

Das „Yellow Nail"-Syndrom

Mit dieser Bezeichnung möchten wir eine typische Veränderung beschreiben, die erst kürzlich bekannt wurde (SAMMAN u. WHITE, 1964). Gemeinsames Merkmal in allen Fällen ist eine permanent verlangsamte Wachstumsrate der Nägel. Zahlreiche Patienten weisen Symptome einer chronischen Schwellung der Beine oder im Gesicht auf, die durch abnormale Lymphgefäße bedingt sind. Bei einem eigenen Fall konnte ein Milroy-Meigs-Syndrom diagnostiziert werden. Diese Nagelveränderungen gehen dem Beginn der Ödembildung gewöhnlich voraus. Zuerst bemerkt der Patient einen vollständigen oder fast vollständigen Wachstumsstillstand der Nägel, einige Monate später erscheinen die Nägel gelblich oder grau verfärbt [Tafel III (c)]. Sie bleiben dabei weich und erscheinen verdickt. Es entsteht eine ausgeprägte Wölbung der Nagelplatte, wobei sich die Ränder vom seitlichen Nagelfalz ablösen (Abb.

59). Die Cuticula fehlt. An einzelnen Nägeln sichtbare Höckerung [Tafel III (d)] und Querfurchung deutet auf unterschiedliche Wachstumsgeschwindigkeiten hin, das Gesamtwachstum ist mit 0,25 mm pro

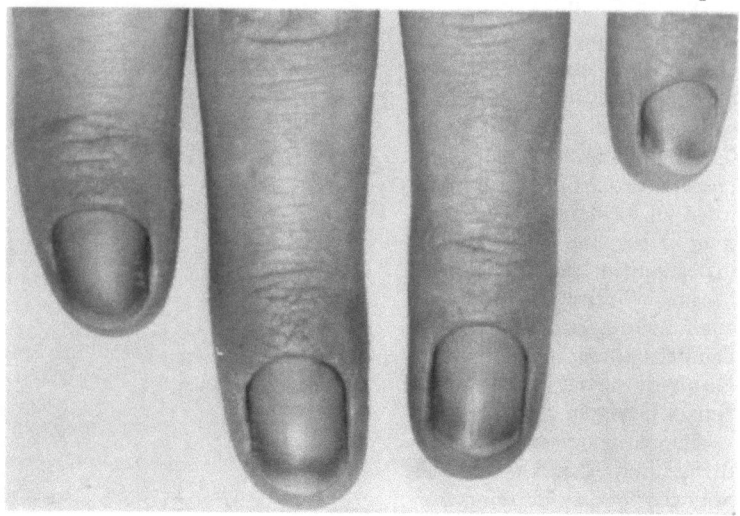

Abb. 59. Nagelveränderung beim „Gelbe Nägel"-Syndrom

Woche erheblich verlangsamt, da 0,5 mm pro Woche als untere Normgrenze angesehen werden müssen. Monatelang sistiert das Wachstum völlig. Als Komplikation kann eine Onycholyse bei einzelnen Nägeln hinzukommen und sich bis an die Matrix ausdehnen, so daß die Nagelplatte in toto abbricht. Die Normalisierung dieses Bildes vollzieht sich nur langsam, therapeutische Maßnahmen bleiben unbefriedigend. Gelegentlich führen wachstumsfördernde Mittel zur Wiederherstellung und Normalisierung der proximalen Nagelabschnitte (30 bis 50%/o der Gesamtlänge), jedoch bleibt die Verfärbung im distalen Abschnitt bestehen. Spontane Abheilung wurde gelegentlich beobachtet.

Kapitel 8

Nagelveränderungen bei Allgemeinerkrankungen

Zahlreiche Nagelsymptome treten in Verbindung mit Allgemeinerkrankungen auf, die, wie wir sehen werden, jedoch nur in seltenen Fällen allein für eine Erkrankung typisch sind. Derartige Veränderungen sind dem praktischen Arzt wahrscheinlich geläufiger als dem Dermatologen, der sie, von Ausnahmen abgesehen, selten und zumeist als Nebenbefund antrifft.

Die klassische Nagelveränderung der hypochromen Eisenmangelanämie ist die Koilonychie (Abb. 60). Sie ist bedingt durch Verdünnung und Weichwerden der Nagelplatte. JALILI u. ALKASSAB zeigten 1959,

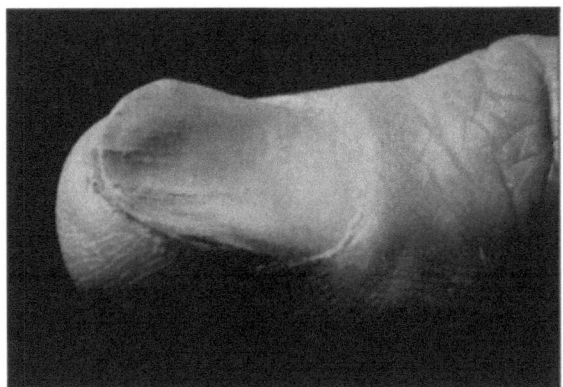

Abb. 60. Koilonychie

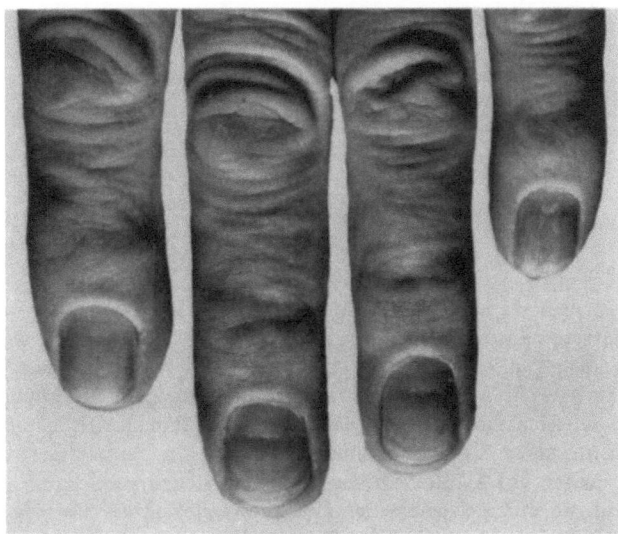

Abb. 61. Beausche Linien

daß in den Löffelnägeln der Gehalt an der schwefelhaltigen Aminosäure Cystin herabgesetzt ist, der Eisenmangel per se also nicht als Ursache dieser Veränderung anzusehen ist.

Schüsselförmige Nägel (Koilonychie) findet man oft vorübergehend bei Kleinkindern an Fuß- und Zehennägeln. Die Veränderungen normalisieren sich gewöhnlich bald. Gelegentlich bestehen sie jedoch bis ins Erwachsenenalter fort und sind dann als Entwicklungsanomalie anzusehen. Die auf einzelne Finger beschränkte Koilonychie findet sich bei den im Kap. 7 unter Raynaud-Syndrom beschriebenen Veränderungen. Nägel, die durch ein vorwachsendes Pterygium in zwei Hälften geteilt werden, können gleichfalls Löffelform annehmen.

Beausche Linien sind Ausdruck einer vorübergehenden Verzögerung des Nagelwachstums, die bei den verschiedensten Allgemeinerkrankungen gefunden wird. Die quer über den Nagel verlaufenden Einkerbungen zeigen sich an allen Nägeln (Abb. 61 u. 62). Sie werden erst Wo-

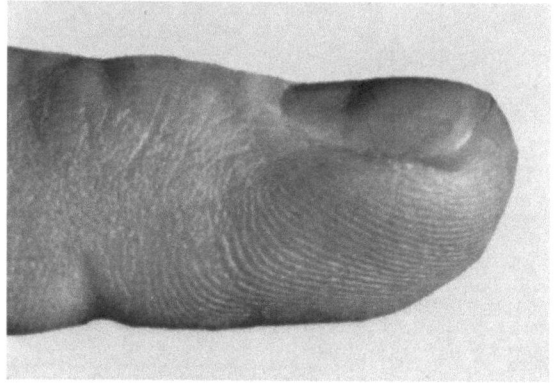

Abb. 62. Beausche Linien, seitliche Aufnahme

chen nach dem Auftreten der ursächlichen Störung sichtbar und wandern mit dem wachsenden Nagel distalwärts. Bei starker Beeinflussung der Matrixernährung kann die Einkerbung so tief reichen, daß der distale Nagel in Matrixnähe abgetrennt und vorübergehend abgestoßen wird (Abb. 63). Die wahrscheinlich einzige Erkrankung, die bei jungen Menschen sich auf das Nagelwachstum auswirkt, sind die Masern (SABINGA, 1959). An einzelnen Nägeln isoliert auftretende Linien deuten auf lokale Störungen hin und stehen wohl kaum in Zusammenhang mit Allgemeinerkrankungen. Gelegentlich findet man sie bei Patienten mit Raynaud-Syndrom nach extremer Kälteeinwirkung. Ähnliche Furchen treten bei chronischer Paronychie auf, sie sind hier jedoch unregelmäßiger und bestehen länger fort.

Die Onycholyse ist eine sehr weitverbreitete Nagelaffektion, die bei zahlreichen anderen Erkrankungen symptomatisch auftritt. Der Name bedeutet Ablösung des Nagels vom Nagelbett. Häufigste Ursache ist neben der Psoriasis vulgaris die Nagelmykose. Weniger oft gesehen wird die Onycholyse bei Hyperhidrosis und peripheren Gefäßstörungen. Jedoch bleibt die Ursache oft unbekannt. Vielfach wird an das Vorhandensein von Schilddrüsenfunktionsstörungen gedacht, sicheres ist

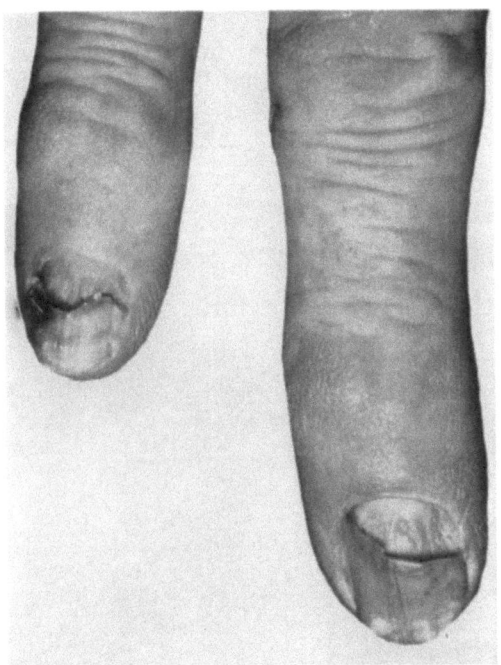

Abb. 63. Beausche Linien; schwere Form, die zu temporärem Verlust der Nagelplatte führt

jedoch nicht bekannt. Von manchen Autoren wird die Bezeichnung Onycholyse nur bei den offensichtlich idiopathischen Formen verwandt. Eine weitere Besprechung dazu findet sich im Kap. 11.

Farbveränderungen

TERRY (1954 a) beschrieb das Vorkommen weißlich verfärbter Nägel bei der Lebercirrhose. Dieser Farbveränderung liegt eine Störung im Nagelbett zugrunde, die die Nagelplatte unverändert läßt und deshalb von der Leukonychie unterschieden werden muß. In schweren Fällen, bei denen alle Finger befallen sind, zeigen die Nägel dann milchglasartige, sich auf das ganze Nagelbett ausdehnende Farbtrübungen.

54   Nagelveränderungen bei Allgemeinerkrankungen

Nur in der Nähe des distalen Nagelrandes bleibt manchmal die normale Rosafarbe erhalten. Die Ursachen dieser Weißfärbung sind nicht bekannt. Paarweise auftretende, schmale, weiße Streifen wurden von MUEHRCKE (1956) bei Patienten mit chronischer Hypalbuminämie beschrieben (Abb. 64). Die Streifen verlaufen parallel zur Lunula und sind voneinander und von der Lunula durch die normalrötliche Nagel-

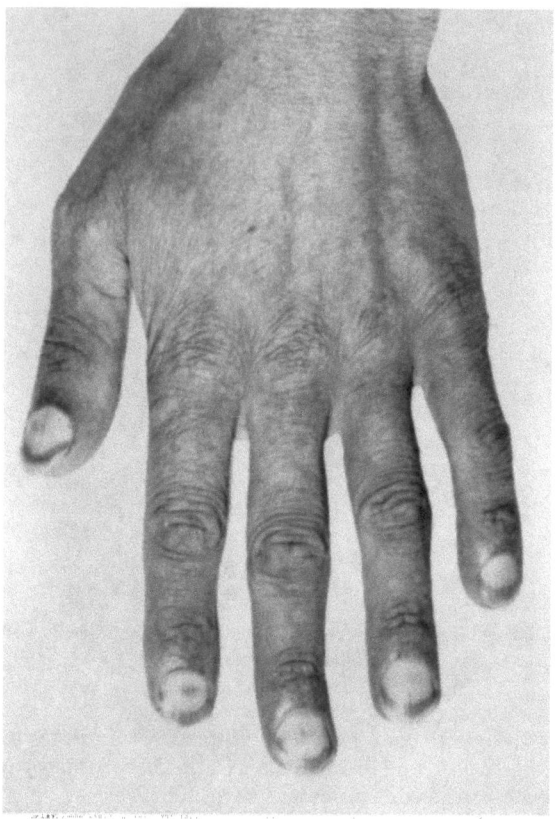

Abb. 64. Bandförmige Leukonychie nach längerbestehender Hypalbuminämie bei polycystischen Nieren

farbe abgesetzt. Sie wandern offensichtlich nicht mit der Nagelplatte distalwärts und liegen demnach nicht im Nagelkeratin. Bei Normalisierung des Albuminspiegels verschwindet diese Streifung, kann aber nach erneutem Auftreten der Allgemeinerkrankung wieder sichtbar werden. Eine Erklärung für die Streifenbildung konnte bisher nicht gefunden werden, zudem scheint das Auftreten in Verbindung mit der Hypalbuminämie nicht immer konstant zu sein. Stärkere, halbmondförmige Rötung der Lunula beschrieb TERRY (1954 b) bei der chronischen Herzinsuffizienz. Azurfarbene Lunulae beobachteten BEARN u. McKUSICK (1958) bei zwei Patienten mit hepatolentikulärer Degeneration (Wilsonsche Erkrankung). Die Verfärbung beschränkt sich auf die Lunulae und ist auf zwei Farbphotos hervorragend dargestellt.

Das Auftreten bläulich verfärbter Lunulae wurde als allergische Reaktion auf Phenolphthalein bereits erwähnt (s. S. 12).

Leukonychie d. h. Weißfärbung der Nagelplatte

Die Leukonychia totalis stellt eine seltene kongenitale Anomalie dar (s. Kap. 12). Dagegen ist die partielle Leukonychie sehr verbreitet und besteht in weißen Flecken, Streifen — Leukonychia punctata (Abb. 65) oder Leukonychie striata (Abb. 66) an einem oder mehreren Nägeln. Vom Laien wird die Leukonychie gern als Zeichen durchgemachter Erkrankungen aufgefaßt, offensichtlich besteht für derartige Vorstellungen jedoch kein Anhalt. Ursachen für die weißliche Verfärbung sind unklar und wahrscheinlich gibt es viele. Zweifellos ist sie in manchen Fällen durch traumatische Spaltung der Nagelplatte bedingt, die sich mit Luft füllt. Maniküre und besonders das Zurückschieben der Cuticula verursacht wahrscheinlich das gelegentliche Auftreten regulärer weißer Linien. Als weiterer Grund wird eine inkomplette Verhornung der Nagelzellen diskutiert, wobei Keratohyalinkörper und Kernreste im Nagel erhalten bleiben sollen.

MITCHELL (1953) stellte ein Jahr lang genaue Untersuchungen an seinen eigenen Nägeln an und konnte zeigen, daß im Zeitraum eines Jahres weiße Flecken sowohl in Cuticulanähe als

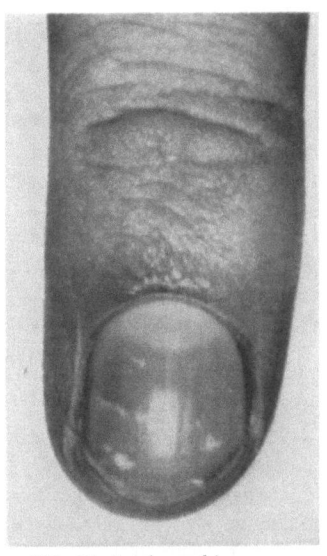

Abb. 65. Leukonychia punctata

auch in distalen Nagelbereichen entstanden. Manche verschwanden vor Erreichen des distalen Nagelrandes, während andere sich nach der Entstehung weiter vergrößerten. Sie sind ohne Bedeutung für epikritische Betrachtungen, die einzige Behandlung ist die Meidung weiterer Traumatisierung, wo diese stattgefunden hat.

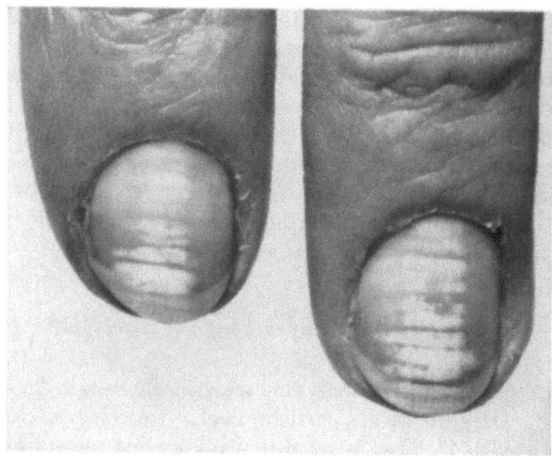

Abb. 66. Leukonychia striata

Pigmentierte Nagelstreifen

Dunkelbraun bis schwarzpigmentierte Streifen, die parallel zur Nagellängsachse verlaufen, wurden von BISHT u. SINGH (1962) in Indien als Zeichen chronischer Mangelernährung beschrieben. Die Streifung ist jedoch bei Farbigen oft Symptom für vorausgegangenes Trauma, so daß ihre Bedeutung als Merkmal einer Mangelernährung wahrscheinlich gering bemessen werden kann. Die traumatisch bedingte Streifung kann vorübergehend oder dauerhaft sein. Bei Hellhäutigen treten Pigmentstreifen seltener auf und sind manchmal Zeichen eines aktiven Junktionsnaevus in der Nagelmatrix.

Braune oder schwarze Pigmentierung am Nagelrand deutet auf Pilzinfektionen hin (s. Kap. 4) oder sie ist Folge einer chronischen Paronychie (Kap. 5).

Trommelschlegelfinger sind das klassische Symptom bei cyanotischen Herz- und Lungenerkrankungen. Die zu Beginn sehr diskreten Veränderungen an den Fingerspitzen bieten der Diagnostik oft Schwierigkeiten, im weiteren Verlauf der Erkrankung werden sie jedoch meistens deutlicher (Abb. 67). Viele der einzeln beschriebenen Veränderungen sind nach LEWIN (1965) Ausdruck eines dreiphasigen Entstehungsmodus: anfängliche Vermehrung von Fibroblasten und Bindegewebe führt im Stadium II (mäßig ausgeprägte Trommelschlegelbildung) zum Umbau der Grundsubstanz und im Endstadium zu interstitiellem Ödem und mäßiggradiger zelliger Infiltration. Spätstadien mit Gelenkschwellungen und Periostitiden an den Röhrenknochen sind als hypertrophische Osteoarthropathie bekannt. Trommelschlegelfinger kommen gelegent-

lich auch bei Schilddrüsenaffektionen sowie bei der biliären Cirrhose, der Sprue und der Colitis ulcerosa vor.
Die Pathogenese dieser Erscheinungen ist unbekannt. Einzelursachen kommen sicherlich nicht in allen Fällen in Frage. In Arteriogrammen zeigt sich ein stark erhöhtes Strömungsvolumen, das wahrscheinlich

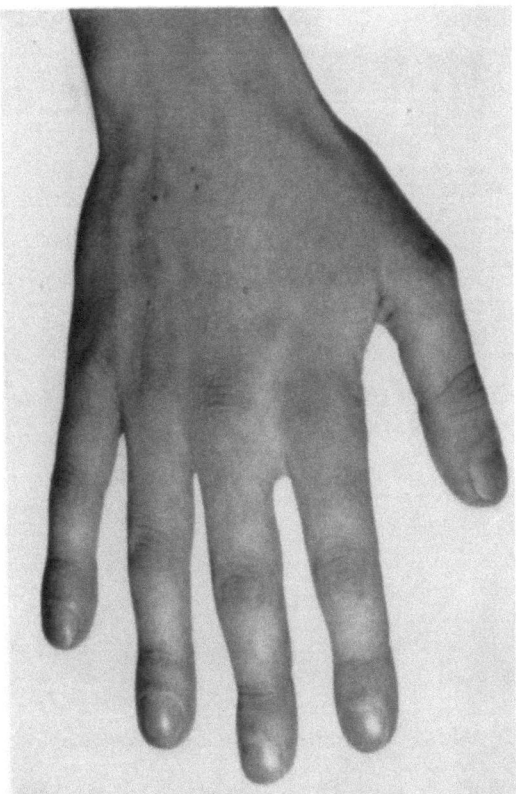

Abb. 67. Trommelschlegelfinger

durch Eröffnung von arteriovenösen Anastomosen entsteht. Eine Ursache liegt in vielen Fällen wahrscheinlich in einem gestörten pulmonalen Gasaustausch, bei Trommelschlegelfingern wird zudem arteriovenöses Mischblut peripher kurzgeschlossen und führt zur Anhäufung von Stoffwechselprodukten im Blut. HALL (1959) nimmt an, daß das im venösen Blut strömende, reduzierte Ferritin die arteriovenösen Anastomosen öffnet, da es normalerweise bei der Zirkulation durch die Lunge oxydiert und inaktiv wird. Übersicht über die einzelnen Theorien für die Ätiologie s. *Lancet* (1959).

Subunguale Splitterblutungen sind seit langem als pathognomonisch für die bakterielle subakute Endokarditis bekannt, sie können jedoch auch bei anderen Erkrankungen wie Psoriasis, Ekzem oder Onychomykose auftreten. Auch bei Gesunden finden sich gelegentlich ausgeprägte Splitterblutungen. HAMILTON zeigte 1960, daß verstärkte Längsstreifung häufiger bei Patienten mit primär chronischer Polyarthritis anzutreffen ist. Die regelmäßige, manchmal perlschnurartige

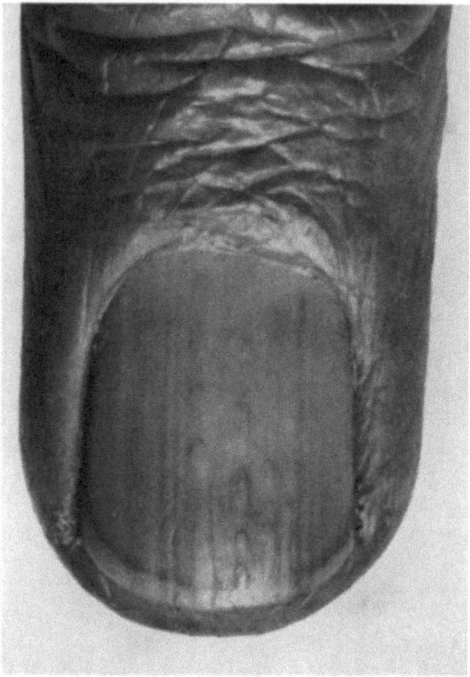

Abb. 68. Längsriffelung mit Perlschnurbildung

Längsstreifung tritt ohnehin mit zunehmendem Alter stärker auf, jedoch bei Patienten mit primär chronischer Polyarthritis (P. c. P.) ab dem 30. Lebensjahr wesentlich häufiger. Daß diese Erscheinung in einem hohen Prozentsatz gesunder Personen zu finden ist (Abb. 68), läßt ihre Bedeutung für die P. c. P. fraglich erscheinen.

Der Altersnagel

Unter dieser Überschrift berichteten LEWIS u. MONTGOMERY (1955) über Nagelveränderungen, die bei vielen alten Personen in höherem Lebensalter gefunden werden. Finger- wie Zehennägel erscheinen stumpf und glanzlos und weisen deutliche Längsstreifung auf. Die Nagelplatte ist unterschiedlich dick und gelblich bis grün oder grau verfärbt. Diese Nägel sind im Wachstum verlangsamt und neigen zur Aufspaltung in einzelne Schichten. Im histologischen Bild findet man Verdickung der Gefäßwände und Verklumpung der kollagenen und elastischen Bindegewebsfasern, also Veränderungen, wie sie nach chronischer Lichteinwirkung aufzutreten pflegen. Ob die Nagelplatte den Effekt der Lichtstrahlung auf das darunterliegende Gewebe zu potenzieren vermag, erscheint zumindest fraglich.

Kapitel 9

Traumatisch bedingte Nagelveränderungen

Eine große Anzahl von Nageldeformitäten sind traumatischer Natur und durch die sehr unterschiedliche Reaktionsform des Nagels bedingt. In diesem Kapitel werden deshalb eine Reihe von Veränderungen besprochen, bei denen eine Beziehung zu sonstigen Ursachen nicht vorliegt.

Ebenso wie ein einzelnes Trauma kann auch die sich chronisch wiederholende Verletzung zu einer Schädigung des Nagels führen. Im ersteren Fall sprechen wir vom akuten Trauma, das, wenn die Matrix

Tabelle 3. *Ätiologie der traumatischen Nageldystrophien*

Akutes Trauma		Chronisches Trauma	
Hämatom	3	Schichtweises Aussplittern	31
Spalten und Furchen	26	Habituelle Verunstaltung	12
Hypertrophische Fingernägel	1	Abbröckeln der Nagelplatte	6
	—	Nagelbeißen	7
	30	Onycholyse (traumatisch)	9
		Verfärbung durch Nagellack	2
		Verschiedene Formen (durch schlechtsitzendes Schuhwerk bedingt)	
		Onychogrypose	9
		Überstarke Krümmung der Zehennägel	1
		Eingewachsene Nägel	6
		Ablösung der Nägel	6
		Abgeschliffene Zehennägel	2
			94

verletzt ist, zu einer permanenten Störung des Nagelwachstums führt. Die wiederholte, geringgradige Verletzung wird als chronisches Trauma bezeichnet.

Die Tabelle 3 gibt eine Übersicht über die relative Häufigkeit der einzelnen Formen in der dermatologischen Praxis wieder. Einschränkend zu dieser Tabelle ist zu sagen, daß diese Patienten aufgrund ihrer Nageldeformitäten den Arzt aufsuchten. Selten kommt ein Patient wegen Nagelbeißens in die Praxis, obwohl es eine sehr verbreitete Angewohnheit ist, und seltener noch wegen störender Nagelfalzspäne, welche noch häufiger sind.

Akutes Trauma

Hämatome (Abb. 69) stellen wahrscheinlich die häufigste Form der hier zu besprechenden Nagelschädigung dar. Das Ausmaß der Schädigung ist unterschiedlich, ausgedehnte Hämatome sind sehr schmerzhaft

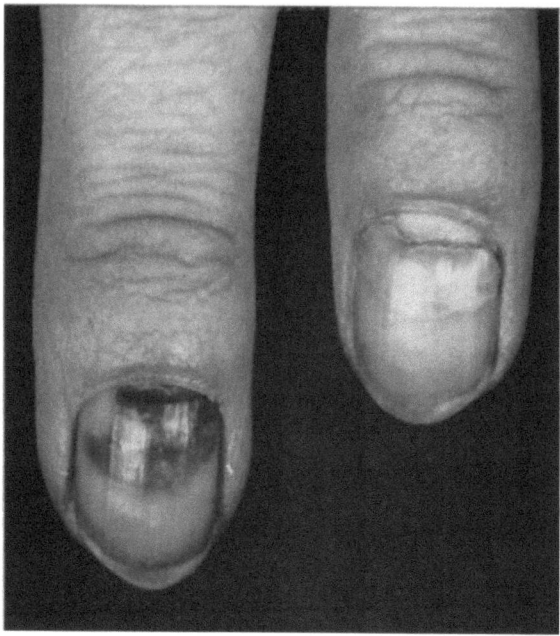

Abb. 69. Subunguales Hämatom am Mittelfinger. Das gleiche Trauma bewirkte die Abstoßung der Nagelplatte am Zeigefinger, ohne daß es zur Bildung eines Hämatoms gekommen war

und führen, wenn das Blut nicht rasch genug abfließen kann, meistens zur partiellen oder totalen Ablösung des Nagels. In Frühstadien kann man den ansteigenden Druck abfangen, indem man mit einer erhitzten Nadel oder einem ähnlichen geeigneten Instrument den Nagel durchbohrt. Auch bei vollständiger Abstoßung des Nagels wächst später ein normaler Nagel nach.

Akutes Trauma

Bei akuter, traumatischer Schädigung der Matrix entsteht eine permanente Spaltbildung der Nagelplatte (Abb. 70). Meistens sind die sonstigen Verletzungen weit ernsterer Natur, so daß die Schädigung

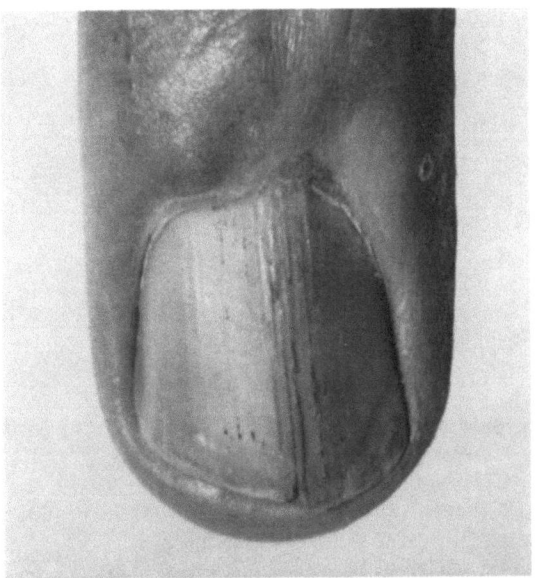

Abb. 70. Traumatische Längsriffelung mit Spaltbildung

des Nagels erst nach einigen Monaten als durchgehende, längs der Nagelplatte verlaufende Spaltung wahrgenommen wird. Kommt der Patient jedoch unverzüglich nach der Verletzung zum Arzt, so sollte man nach Entfernung der Nagelplatte die gespaltenen Matrixteile zusammennähen. Dadurch verhindert man das Auftreten von Spalten, später zeigt sich schlimmstenfalls eine längsverlaufende Rille. Leider sieht man die geschädigten Nägel meistens erst Monate oder gar Jahre nach der Verletzung, und es besteht dann wenig Aussicht auf Wiederherstellung. Oft kann sich der Patient nicht mehr an ein Trauma erinnern, da es zu der entsprechenden Zeit geringfügig gewesen sein mag, jedoch ausreichte, um die permanente Matrixschädigung zu verursachen.

Gleiche Ursachen hat die Bildung fortwährend bestehender Rillen an einzelnen Nägeln; sie unterscheidet sich von der Spaltung lediglich durch das geringere Ausmaß der Schädigung. Pigmentstreifen findet man oft nach kleineren Traumen bei dunkelpigmentierten Personen. Abb. 71 zeigt den Endzustand nach einer Verletzung, bei der die Nadel einer Nähmaschine in der Matrixgegend den Finger durchlöchert hatte; wesentlich leichtere Traumen können jedoch gleiche Erscheinungen hervorrufen. Die Pigmentstreifen können vorübergehender Natur oder bleibend sein; bei Hellhäutigen treten sie seltener auf und er-

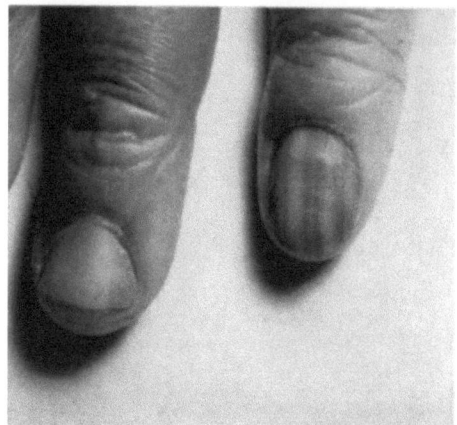

Abb. 71. Pigmentstreifen in der Nagelplatte nach Verletzung durch eine Nähmaschine

heben den Verdacht auf das Vorliegen eines aktiven Junktionsnaevus der Matrixgegend (s. Kap. 10).

Chronische Traumatisierung

Aus dem Folgenden werden die verschiedenen Reaktionen auf eine sich wiederholende, traumatische Schädigung des Nagels deutlich. Abbeißen der Nagelplatte oder des Nagelhäutchens, gewohnheitsmäßiges Manipulieren mit Nagel oder Cuticula sind verbreitete Angewohnheiten, die zu beträchtlicher Verunstaltung der Nägel führen können. Schlechtsitzendes Schuhwerk führt besonders bei Kindern zu zahlreichen Nageldeformitäten. Einwirkung von chemischen Substanzen sowie mechanische Irritation, sowohl berufsbedingt wie auch unabhängig davon, kann auf verschiedene Weise Schädigungen hervorrufen. Die Verwendung von Nagellack führt mitunter zu nur schwer zu beseitigenden Verfärbungen der Nägel. Eine nicht unwichtige Form der Nageltraumatisierung ist die dauernde Exposition der Hände in Wasser, die die häufigste Ursache für das schichtweise Aufsplittern der Nagelplatte darstellt. Nagelbeißen und Verletzung der Cuticula mit den Zähnen führt oft zu ausgedehnter Verkrüppelung des Nagels. Gewöhnlich geben die Patienten von sich aus an, daß sie die Gewohnheit haben, Nägel und Nagelhäutchen abzubeißen. Das gelegentlich vorgebrachte Argument, die Nägel wüchsen nicht mehr, ist leicht zu widerlegen, indem man einige Wochen lang einen festen Verband an einen Finger legt oder einen Nagel in Matrixnähe markiert und das Vorwachsen bis zum Nagelrand in den folgenden Wochen verfolgt. Abgebissene Nägel wachsen möglicherweise eher rascher als langsamer. In einer Reihe eigener Wachstumsmessungen lagen sämtliche Werte im Bereiche der Norm. Abgebissene Nägel sind meistens sehr kurz und unregelmäßig (Abb. 72 u. 73). Der Patient verbringt viel Zeit mit dem Abbeißen von Splittern,

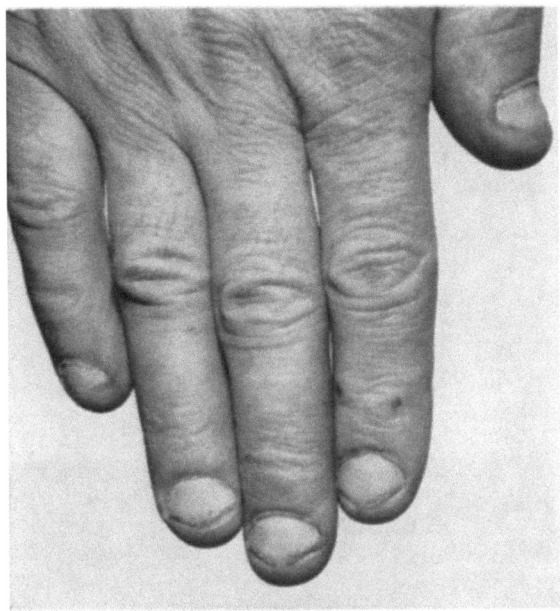

Abb. 72. Abgebissene Nägel

die nach vorausgegangenen Beißübungen entstanden sind. Für das Abkauen der Cuticula gilt das gleiche, zudem ruft es oft vorübergehende, meist geringgradige Paronychien hervor. Manche Personen bearbeiten nur einen Nagel und dann nur in Momenten der Spannung wie beim Zuschauen aufregender Fernsehprogramme. Der Ort der Schädigung liegt dann mehr in der Nähe der Matrix, der Typ der Läsion wird dadurch naturgemäß verändert (Abb. 74). Bei allen unklaren Veränderungen an einem Fingernagel empfiehlt es sich, sich nach Nagelbeißgewohnheiten zu erkundigen, denn selten bleibt ein Nagel verschont, wenn alle anderen mit den Zähnen verunstaltet werden (Abb. 75).

Die Behandlung des Nagelbeißens ist unbefriedigend. Obwohl die Lösung auf der Hand liegt, kann man einen Patienten schwerlich davon überzeugen, seine Angewohnheiten aufzugeben. Bei Eltern, die selbst an den Nägeln beißen, sind die Kinder ebenfalls eher Nagelbeißer als

64   Traumatisch bedingte Nagelveränderungen

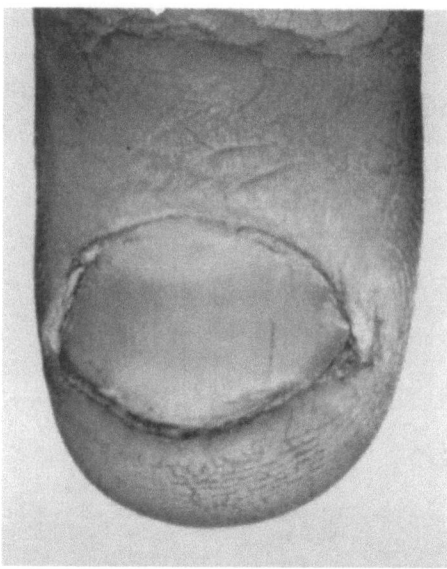

Abb. 73. Nahaufnahme eines Fingers von Abb. 72

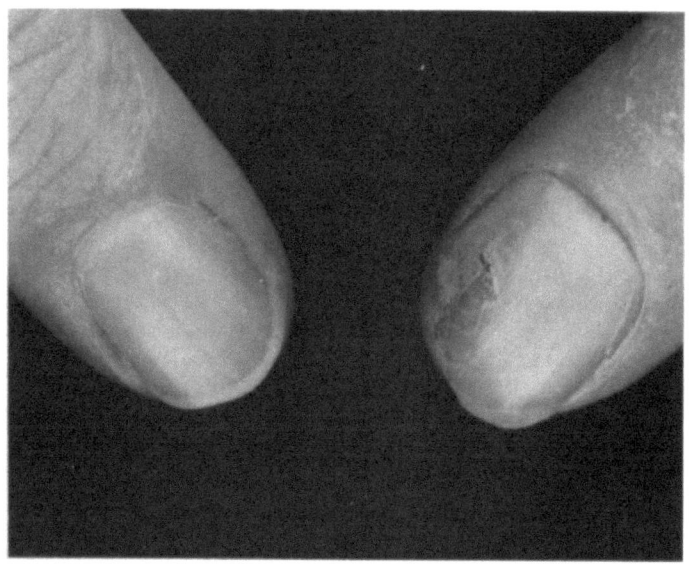

Abb. 74. Abgebissene Nägel. Veränderungen durch Nagelbeißen in Matrixnähe

umgekehrt, und es ist leichter, die Eltern erfolgreich zu belehren als die Kinder. Eine wichtige Komplikation des Nagelbeißens sind periunguale Warzen. (Ihre Behandlung wird im Kap. 10 besprochen.)

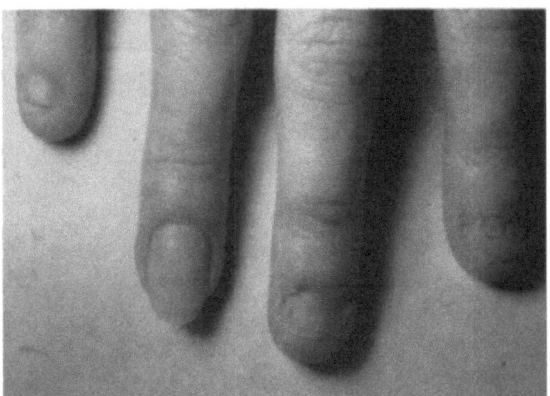

Abb. 75. Nagelbeißen mit Aussparung eines Nagels

An abgebissenen Nägeln findet man oft Nagelfalzspäne, die aus kleinen, vom seitlichen Nagelfalz teilweise abgetrennten Hautleisten bestehen. Sie treten auch bei der Verrichtung häuslicher oder beruflicher Arbeiten auf. Tiefgehende, bis in die Cutis reichende Risse sind schmerzhaft und leisten bakteriellen Infektionen Vorschub. Die Behandlung besteht in der vollständigen Entfernung mit einer spitzen Schere. Bei schon florider Sekundärinfektion sind antiseptische Lösungen anzuwenden. Die Angewohnheit, mit den Nägeln dauernd sich wiederholende Bewegungen auszuführen, verursacht Veränderungen, die sich gewöhnlich an einem oder an beiden Daumennägeln finden. Dabei reibt ein Finger der gleichen Hand von dem dorsalen Nagelfalz (Abb. 76) in rascher Folge über den Nagel nach vorne. Zum Abreißen der Cuticula wird gelegentlich ein Finger der anderen Hand zu Hilfe genommen. Durch die kontinuierliche Schädigung entsteht eine ca. 2 mm breite Einsenkung, die in der Mitte des Nagels verläuft und vom Nagelfalz bis zum freien Rand des Nagels reicht. Sie weist zahlreiche, bis zum seitlichen Nagelwall reichende Querrillen auf (Abb. 77). Die Einsenkung kann sich nur auf einen Daumennagel beschränken oder ganz fehlen. In letzterem Fall sind nur die Querrillen sichtbar. Sicherlich hängt die Schwere dieser Erscheinung auch von der Gewalt der schädigenden Manipulation ab. In seltenen Fällen sind auch die Nägel der übrigen Finger verändert, was darauf hinweist, daß hier umgekehrt mit dem Daumennagel die Bewegung ausgeführt wird. Gewöhnlich sind dem Patienten diese Angewohnheiten bekannt, trotzdem überrascht es ihn, wenn man vor ihm die Ursachen der Nagelveränderungen aufdeckt, und wie beim Nagelbeißen ist eine Abgewöhnung sehr schwer.

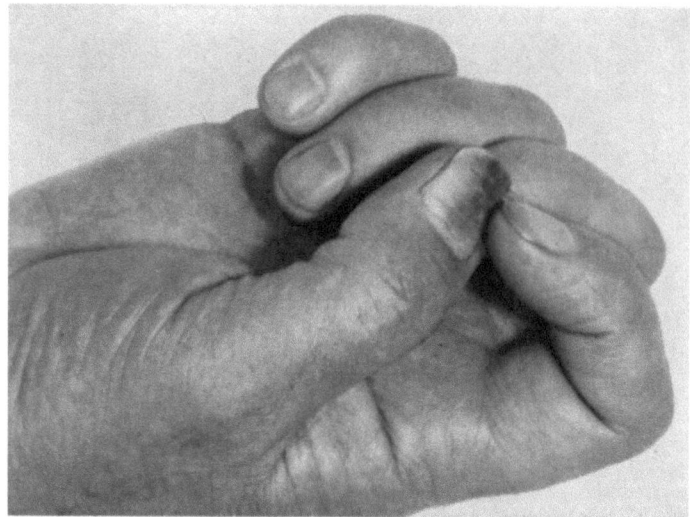

Abb. 76. Gewohnheitsmäßige Verunstaltung der Nägel

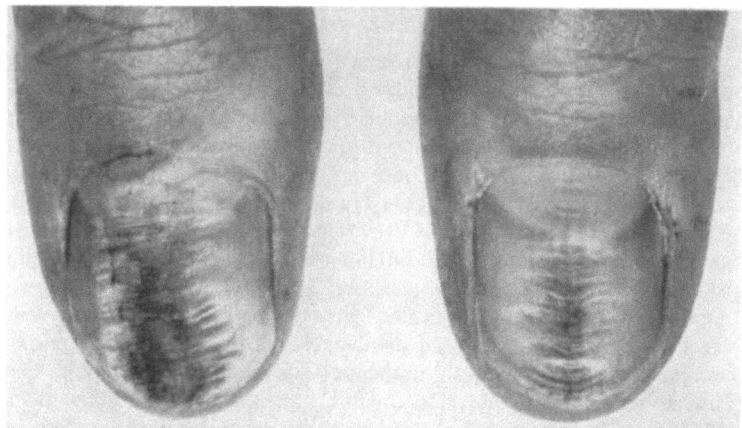

Abb. 77. Posttraumatische Nageldystrophie durch Nagelmanipulieren

Zu den wenigen Erkrankungen, die differentialdiagnostisch infrage kommen, zählt die Dystrophia mediana canaliformis Heller (im Kap. 11 beschrieben) sowie das Nagelbettekzem und anderweitige traumatische Schädigungen. Beim Ekzem sind die Querfurchen unregelmäßiger und meistens finden sich Zeichen oder anamnestische Hinweise für ein Ekzem. Bei der Dystrophia mediana canaliformis ist der Nagel vollständig längsgespalten, und die seitlichen Ausläufer zeigen ein gefiedertes Aussehen. Gelegentlich entsteht diese Querfurchung des Nagels bei zu starkem Zurückschieben der Cuticula während der Maniküre (Abb. 78) oder sich wiederholender, starker Druckeinwirkung auf den freien Rand.

Eingewachsene Zehennägel

Trotz widersprechender Ansichten über die Ätiologie der eingewachsenen Zehennägel scheinen Traumen zweifellos die Hauptursache zu sein. Insbesondere führt unzureichendes Schuhwerk oft zu Fußdeformitäten. Bei falschem Schneiden der Zehennägel bilden sich Nagelsplitter, die in den seitlichen Nagelwall eindringen. Die Großzehennägel sind am meisten betroffen, und durch vieles Herumlaufen entstehen stärkste Veränderungen. Eine Hyperhidrose kann erschwerend hinzukommen. Anatomische Besonderheiten, wie ein langer und großer Zeh, lassen in einigen Fällen Komplikationen erwarten. Am Beginn stehen Schmerzen und eine mäßiggradige lokale Entzündung (Abb. 79), im weiteren Verlauf bildet sich dann Granulationsgewebe am seitlichen Nagelwall, die Entzündung weitet sich aus und damit die Schmerzhaftigkeit.

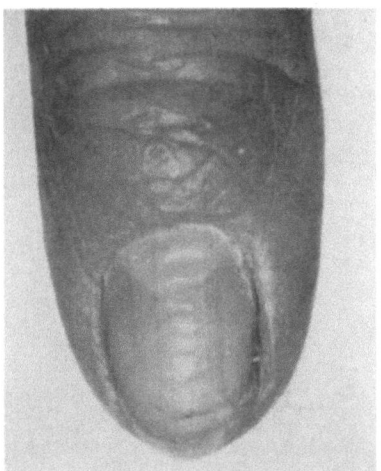
Abb. 78. Geringgradige Querfurchung, bedingt durch dauerndes Zurückstoßen der Cuticula

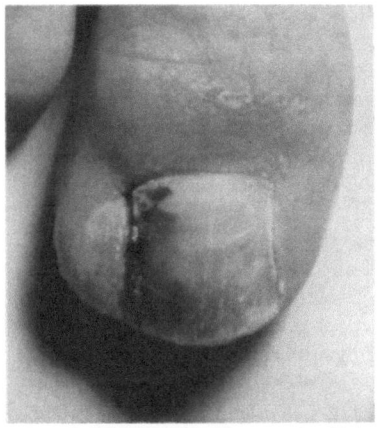
Abb. 79. Unguis incarnatus an der Zehe

In der Mehrheit der Fälle dringen Nagelspäne in den seitlichen Nagelwall ein, seltener ist eine überstarke Krümmung des Nagels die Ursache. Gelegentlich stellen sich diese Veränderungen nach der Behandlung einer Fingernagelmykose mit Griseofulvin ein. Die gleichzeitig infizierten Zehennägel sind dann zusammen mit einer Verengung des Nagelbettes kleiner geworden. Bei Ausheilung der Pilzinfektion an den Zehennägeln durch die Griseofulvin-Therapie paßt

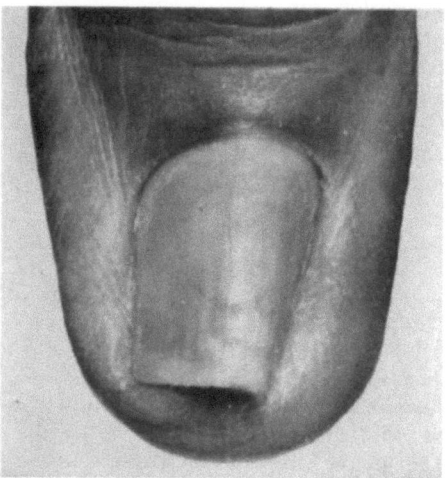

Abb. 80. Übermäßige Krümmung des Daumennagels. Am anderen Daumen traten nach einigen Monaten gleiche Veränderungen auf, ohne daß eine Ursache gefunden wurde

der nachwachsende, breitere Nagel nicht mehr in das Nagelbett, das während der langbestehenden Mykose geschrumpft war.

Zahlreiche Behandlungsmethoden werden für dieses Beschwerdebild empfohlen. In den meisten Fällen ist die konservative Behandlung ausreichend (LLOYD, DAVIS u. BRILL, 1963). Der Patient muß über Fußpflege und vernünftiges Schuhwerk eingehend unterrichtet werden. Die Nägel sollten rechtwinkelig zu ihrer Längsachse geschnitten werden. Öfter wiederholte Fußbäder in warmem Wasser mit anschließendem sorgfältigem Trockenreiben sind zu empfehlen. Nach Applikation eines Fußpuders (Zusammenbacken des Puders ist zu vermeiden) sollten vom Patienten selbst kleine Verbandmullstücke vorsichtig unter die Nagelecken gesteckt werden. Überschüssiges Granulationsgewebe ist ambulant mit Silbernitrat zu verätzen.

Unter dieser Behandlung tritt gewöhnlich in sechs Wochen die Heilung ein. Das operative Vorgehen bleibt auf die Fälle beschränkt, bei denen eine Abheilung nach konservativer Therapie nicht eintritt oder die Veränderungen sehr lange bestehen und die Operation erwünscht ist. Das gleiche gilt für das Auftreten einer schweren periungualen Entzündung oder zu starker Schmerzhaftigkeit.

Für das operative Vorgehen werden zwei Methoden empfohlen: entweder Excision des überschüssigen Granulationsgewebes und des

Onychogrypose und hypertrophische Nägel 69

seitlichen Nagelfalzes oder die Nagelextraktion mit Excision des Granulationsgewebes und der Nagelfalze. Tritt nach wiederholter Extraktion eines Nagels eine zu starke Proliferation des periungualen Gewebes ein, so muß das Nagelbett verödet werden.

Die partielle Nagelexcision hat sich, obwohl zeitsparend, als unbefriedigende Behandlungsmethode erwiesen.

An den Großzehennägeln tritt oft eine starke Längskrümmung der Nagelplatte auf, die vielfach das Bild der Ungui incarnati hervorrufen kann. Manchmal wird die Haut an der Spitze der Zehe schmerzhaft eingeschnürt, ohne daß es zur Ulceration kommt. In diesem Falle muß die Nagelplatte entfernt werden.

Die überstarke Krümmung kommt gelegentlich auch am Daumennagel zur Beobachtung, ohne daß ein Trauma eine Rolle gespielt hat. Eine befriedigende Erklärung dafür fehlt (Abb. 80), die Behandlung entspricht dem therapeutischen Vorgehen wie am Fußnagel.

Onychogrypose und hypertrophische Nägel

Das Trauma kommt nicht allein ursächlich in Frage, eine Reihe von Fällen sind wahrscheinlich entwicklungsbedingt. Daß eine Verletzung

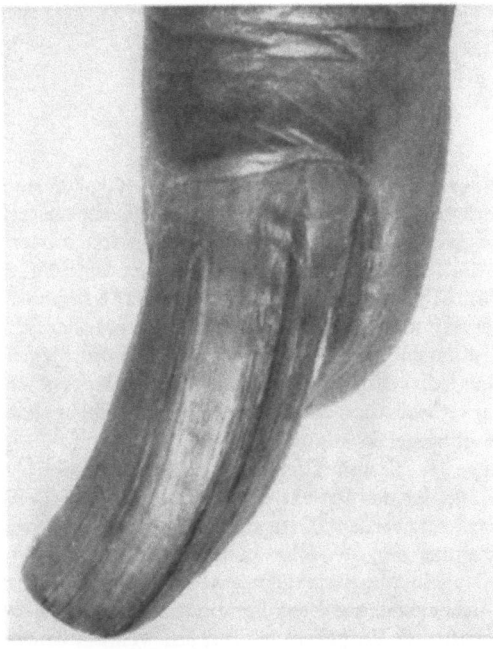

Abb. 81. Posttraumatische Hypertrophie eines Fingernagels

zur Hypertrophie eines Nagels führen kann, wird durch den hypertrophischen Fingernagel einer Patientin (Abb. 81) dokumentiert, die den Beginn der Verdickung nach einer Verletzung vor einigen Jahren sehr genau verfolgen konnte.

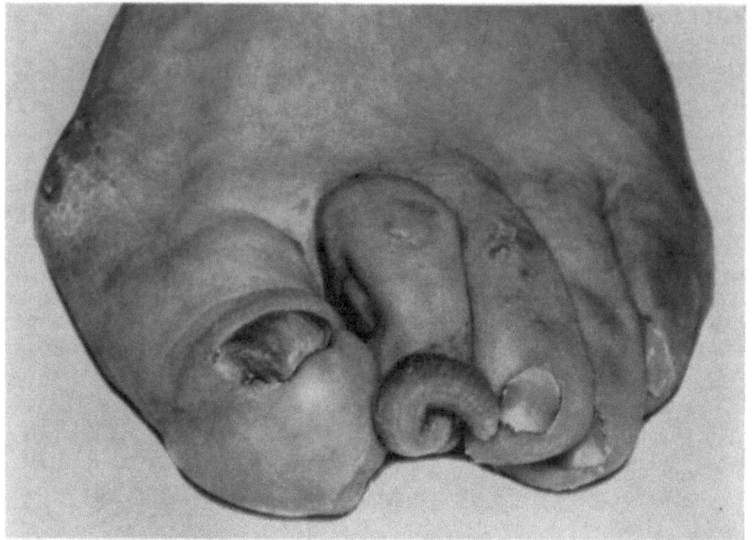

Abb. 82. Onychogryposis

Die Onychogrypose tritt gewöhnlich an den Großzehennägeln auf, kann sich jedoch seltener auch an den anderen Zehen zeigen. Die Nägel werden dick, wachsen bogig aus und sind äußerst schwer zu schneiden, was den Patienten dazu verführt, sie unbeschnitten wachsen zu lassen (Abb. 82). Mit fortschreitendem Längerwerden nimmt der Druck durch Schuhwerk zu und führt zu noch stärker werdender Schädigung.

Nagelverdickungen an den kleinen Zehen von kleinen Kindern deuten auf genetisch bedingte Störungen hin, besonders, wenn sie mit weiteren hyperkeratotischen Läsionen an den Sohlen oder anderen Hautbereichen einhergehen können.

Behandlung: bei älteren Patienten reicht regelmäßige Fußpflege normalerweise aus. Ist der Patient jedoch jung, so sollte der Nagel von Zeit zu Zeit entfernt werden. Tritt auch dadurch keine Normalisierung des Nagelwachstums ein, so sollte man den Nagel durch dauerhafte Verödung des Nagelbettes permanent entfernen. Diese Maßnahme setzt jedoch die Brauchbarkeit des Zehs herab, weshalb man lieber ein einfacheres therapeutisches Vorgehen wählt, auch wenn es öfter zu wiederholen ist.

Verlust des Nagels

Leichtere Traumen wie z. B. das Tragen zu kleiner Schuhe können nach einigen Stunden zur Bildung eines subungualen Hämatoms führen, das langsam größer wird und manchmal in Wochen zum Verlust des Nagels führen kann. Natürlich wächst der Nagel in entsprechender Zeit nach. Bei einigen Personen, z. B. bei Fußballspielern, fallen die Nägel der Großzehen in gewissen Zeitabständen ab. Ursache ist die leichte oder fortdauernde Traumatisierung durch Hämatomentwicklung. Der familiär auftretende periodische Nagelverlust wird im Kap. 12 besprochen.

Abgeschliffene Zehennägel

Gelegentlich klagt ein Patient über mangelhaftes Wachstum der Zehennägel, wenn es sich offensichtlich um eine Abnutzung durch permanentes Reiben am Schuhwerk handelt. Die Veränderungen sind harmlos und verschwinden mit der Aufklärung des Patienten über die Ursache.

Verfärbung durch Nagellack

Verschiedene Farbstoffe, die den Nagellacken beigefügt sind, neigen dazu, in die Nagelplatte einzudringen, wobei der penetrierende Farbstoff eine vollständig andere Farbe haben kann als das fertige Endprodukt. Daß ein roter Lack in dieser Weise zu gelblicher Verfärbung der Nägel führen kann, beunruhigt den Patienten gelegentlich, zumal der Farbstoff zu tief eindringt, um entfernt werden zu können. Er schwindet jedoch mit weiterem Wachstum und bleibende Schäden können nicht entstehen. Der kosmetischen Industrie sind diese Nachteile bekannt, viele der gebräuchlichen Farben sind oft jedoch ohne billige Farbzusätze schwierig herzustellen.

Weitere Schädigungen durch Nagelkosmetika

Obwohl an den Augenlidern und am Hals nicht selten durch Nagellack ausgelöste Kontaktdermatitiden beobachtet werden, ist die durch Nagellack hervorgerufene Dermatitis in der Umgebung der Nägel selten. Die handelsüblichen Nagellacke sind harmlos und für die Nägel ohne Nachteil.

Synthetische Nagelplatten, die in England und den U.S.A. eine kurze Zeit lang im Handel waren und schneller und leichter angebracht werden konnten als Nagellack, erwiesen sich bald als sehr schädlich und mußten aus dem Handel gezogen werden. Wahrscheinlich war das Material dieser Plättchen für Feuchtigkeit undurchlässig und verhinderte die Wasserpermeation der Nagelplatte. Beim Entfernen lösten sich zudem mit der Klebemasse kleine Nagelstücke ab. Ein höckeriger Nagel mit zahlreichen Rissen, die nach dem Eintreten von Luft als weiße Flecken imponierten, blieb zurück. Schichtweises Abblättern am freien Rand wurde oft beobachtet, gelegentlich löste sich sogar der Nagel vollständig aus dem Nagelbett (Onycholyse).

Eine Onycholyse war gleichfalls ein sehr häufig auftretender Schaden, als vor einigen Jahren Nagellacke mit einem neuen Grundstoff, der die Haltbarkeit verbessern sollte, in den Handel kamen. Die Substanz war phenolhaltig, penetrierte wahrscheinlich durch die Nagelplatte und führte zur Entzündung des Nagelbettes.

Schichtweises Aufsplittern

Dieses ist ein von Frauen oft vorgetragener Grund zu Beschwerden. Dabei spalten sich die Nägel nicht entsprechend den Längsrillen, sondern parallel zur Nagelplatte auf, so daß am freien Rand oberflächliche Nagelschichten abblättern (Abb. 83). Chronische Traumatisierung

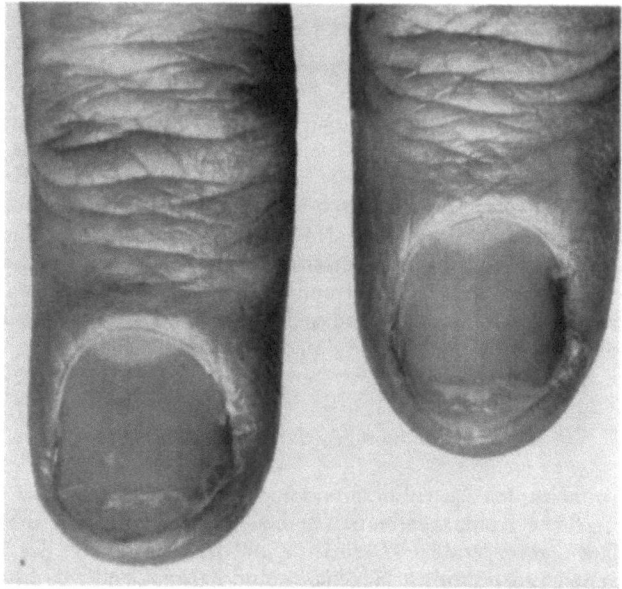

Abb. 83. Schichtweises Aufsplittern der Nagelplatte

trägt sicherlich zur Entstehung dieser Veränderungen bei, jedoch glaube ich, daß in diesen Fällen eine wiederholte Wasseraufnahme und -abgabe durch die Nagelplatte die Hauptrolle spielt. Das harte Nagelkeratin vermag bis zu 30% des Trockengewichtes an Wasser aufzunehmen und wird nahe dem Sättigungspunkte sehr weich. Die normalerweise im Nagel enthaltene Wassermenge liegt etwa bei 18% des Trockengewichtes. Mit zunehmender Austrocknung steigt die Sprödigkeit. Immersion in Wasser, besonders in Lauge, erweicht den Nagel durch Wasseraufnahme, in trockener Atmosphäre wird der Wasserüberschuß jedoch sofort wieder verdunstet. Dauernd sich wiederholende Wasseraufnahme und -abgabe führt dann zu einer Lockerung der Adhäsion zwischen den Zellen der Nagelplatte und es entstehen Risse, die mikroskopisch schon sichtbar sind, bevor der Patient auf die Schädigung aufmerksam wird. Bei Frauen sind diese Veränderungen sehr häufig anzutreffen. Dafür sind sicherlich mehrere Gründe verantwortlich zu machen: einmal tragen sie die Nägel zumeist länger, so daß am freien Rand größere Flächenbezirke mit folglich schnellerer Wassereinlagerung und Austrocknung exponiert werden. Weiter kommen Frauen öfter in Berührung mit Wasser. An dritter Stelle sind Nagellacke und Lackentferner sowie übermäßige Maniküre zu erwähnen, die ätiologisch sicherlich eine Rolle spielen. Endlich achten Frauen mehr auf ihre Nägel als Männer und fragen eher um Rat. Die Veränderungen treten im Winter öfter auf als im Sommer, wahrscheinlich wegen der geringeren Luftfeuchtigkeit.

Die Therapie ist unbefriedigend. Man empfiehlt dem Patienten, starke Durchfeuchtung möglichst zu meiden und die Nägel kurz zu halten. Man sollte den Gebrauch von Nagellack nicht verbieten, da er die Defekte in gewissem Maße noch deckt, jedoch sollten zur Lackentfernung ölige Lösungen verwandt werden. Calcium oder Gelatin scheinen mir nicht von wirklichem Nutzen zu sein und der einzige käufliche Nagelhärter, den ich von Nutzen fand, enthält Formalin. Wegen der Sensibilisierungsgefahr ist von einem längerwährenden Gebrauch von Formalin jedoch abzuraten.

Kapitel 10

Tumorbedingte Nagelveränderungen

Gutartige Tumoren

Warzen

Sie sind die am häufigsten im Nagelbereich auftretenden Tumoren. Bei subungualem Sitz können sie ähnlich den Plantarwarzen tief in das Gewebe eindringen, während die in der Umgebung des Nagels wachsenden Warzen den gewöhnlichen Warzen des Handrückens entsprechen. Oft ist der Nagelfalz in ganzer Ausdehnung befallen, bei gewohnheitsmäßigem Nagelbeißen ein häufig anzutreffender Befund (Abb. 84). Auch die Nagelplatte kann gelegentlich durch Warzenbefall

74 Tumorbedingte Nagelveränderungen

verändert werden, dabei drängen im Nagelbett lokalisierte Warzen die Nagelplatte nach oben. Bei periungualem Sitz der Warzen wächst die Nagelplatte unregelmäßig nach vorn vor. Der Hauptteil der Nagelveränderungen wird oft durch das gleichzeitige Nagelbeißen verschlimmert. Erfahrungsgemäß suchen die Patienten Abhilfe gegen die Warzen, nicht aber gegen die Veränderungen der Nägel.

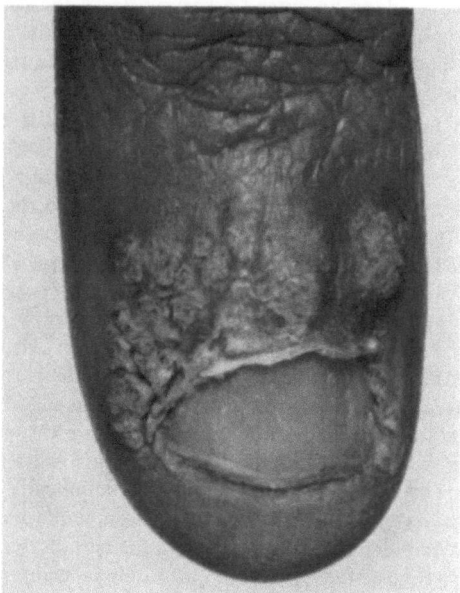

Abb. 84. Periunguale Warzen

Bekanntermaßen ist die Behandlung von periungualen Warzen schwierig. Richtig angewandt führen die üblichen Methoden der Warzenbehandlung jedoch auch hier zu durchaus befriedigenden Ergebnissen. Therapie der Wahl bei Erwachsenen ist die Warzenentfernung mit elektrischer Schlinge oder Diathermie nach Lokalanaesthesie, bei Kindern bevorzugen wir Monochloressigsäure und ein 40%iges Salicylpflaster, wie es von HALPERN und LANE 1953 beschrieben wurde. Mit einem Watteapplikator betupft man die Warzen mit gesättigter Monochloressigsäure und legt dann ein 40%iges Salicylsäurepflaster von genau der Größe einer Warze auf, das dann durch zwei- oder dreifache Lagen von Pflasterstreifen fixiert wird. Nach drei Tagen soll der Patient die Pflaster entfernen und, wenn nötig, die Stellen leicht verbinden. Nach 7—14 Tagen kann man die Warzen leicht ablösen, in schwierigen Fällen ist die Therapie zu wiederholen. Zu Beginn sollte man beim Auftragen der Säure vorsichtig sein, da das Keratin beträchtliche Säuremengen absorbiert und die zu reichliche Applikation zu starken

Schmerzen sowie zur Sekundärinfektion führen kann. Permanente Veränderungen treten jedoch dank der beträchtlichen Regenerationsfähigkeit des Nagelfalzes normalerweise nicht ein. Es ist unnötig, die Warze mechanisch abzuschälen, bevor die Monochloressigsäure aufgetragen wird. Eine weißliche Verfärbung der Haut, wie sie nach Trichloressigsäure gesehen wird, tritt bei der Monochloressigsäure nicht auf.

Bei subungual sitzenden Warzen muß man zunächst den darüberliegenden Nagelbezirk entfernen. Elektrokaustik oder Diathermie ist auch hier die Methode der Wahl, jedoch fand der Autor in einer Reihe von Fällen ein gutes Ansprechen auf 3%iges Formalin. Man hält die Fingerspitze täglich 10 bis 15 min lang über einen Zeitraum von 14 bis 21 Tagen in die Formalinlösung. Dabei werden die Warzen hart und fallen anschließend ab. Bei einem Versagen dieser Therapie sollte man wegen der Gefahr einer Formalindermatitis die anderen Behandlungsmöglichkeiten wählen.

Periunguale Fibrome

Die vom Nagelfalz ausgehenden Fibrome sind vielfach Symptome eines Morbus Pringle (Adenoma sebaceum), treten gelegentlich aber auch allein auf (Abb. 85). Obwohl sie selten wirkliche Beschwerden

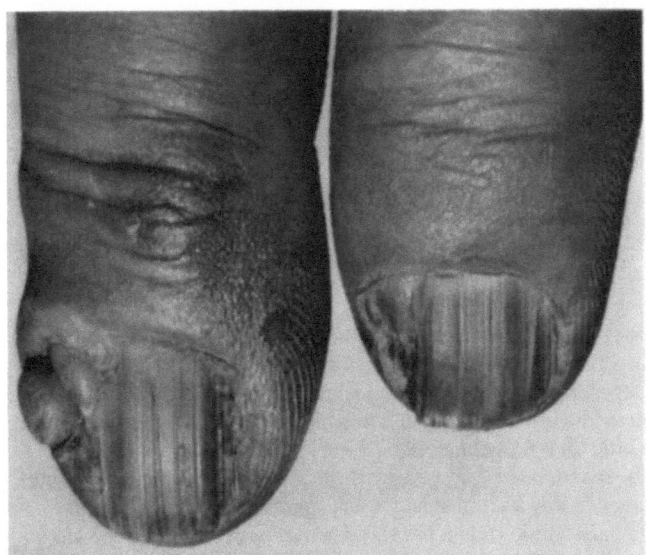

Abb. 85. Periunguale Fibrome

verursachen, werden sie oft als sehr lästig empfunden, zumal sie gelegentlich eine tiefere Furchung in der Nagelplatte hervorrufen können. Die Diagnose ist leicht zu stellen, die Therapie besteht in der Excision.

Tumorbedingte Nagelveränderungen

Subunguale Exostosen

Diese Veränderungen treten nicht selten auf, besonders an den Großzehen werden sie öfter beobachtet. Sie imponieren als harte, unter der Nagelplatte dicht am freien Rand liegende Verdickungen (Abb. 86),

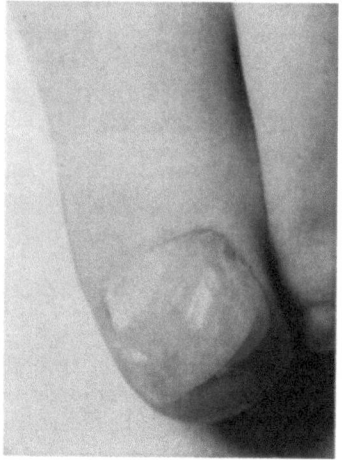
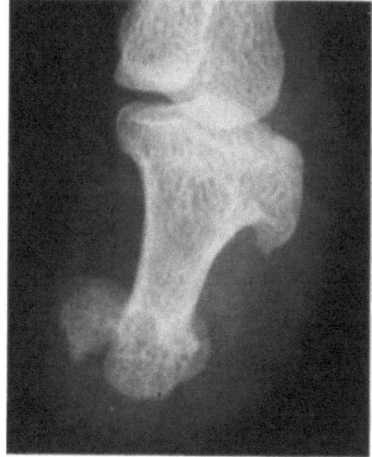

Abb. 86. Subunguale Exostose Abb. 87. Röntgenbild von Abb. 86

die die Nagelplatte mit der Zeit abdrängen. Nicht selten werden sie mit subungualen Warzen verwechselt. Durch eine Röntgenaufnahme läßt sich die Diagnose jedoch sofort stellen (Abb. 87). Die Behandlung besteht in Resektion des auswachsenden Knochenstückes unter streng aseptischen Kautelen.

Schleimcysten, Dorsalcysten

Diese Veränderung wurde früher auch Synovialcyste genannt. Sie erscheint klinisch als Tumor, es handelt sich jedoch wohl um eine schleimige Degeneration einer Extensorsehne. Sie findet sich fast ausschließlich über dem dorsalen Endglied, zwischen dem distalen Interphalangealgelenk und der Nagelmatrix, ist normalerweise klein (Abb. 88), kann aber in seltenen Fällen beträchtliche Ausmaße annehmen (Abb. 89). Am Nagel selbst ruft sie eine 1 bis 2 mm breite, den gesamten Nagel einnehmende Einkerbung hervor, aus der sich von Zeit zu Zeit kleine Mengen des Cysteninhalts am Rande der Cuticula entleeren. Abgesehen von der Verunstaltung des Nagels ist die Veränderung harmlos. Bei einer zu starken Entstellung des Nagels ist die Entleerung durch Anstechen der Cyste mit einer Kanüle oder die vollständige Excision empfehlenswert.

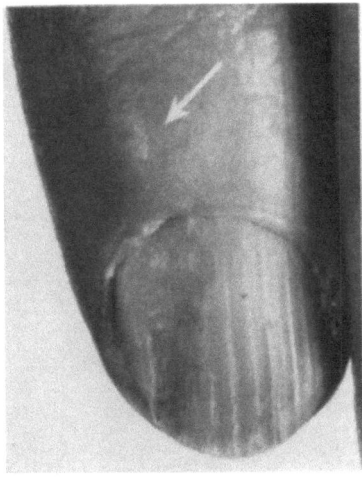 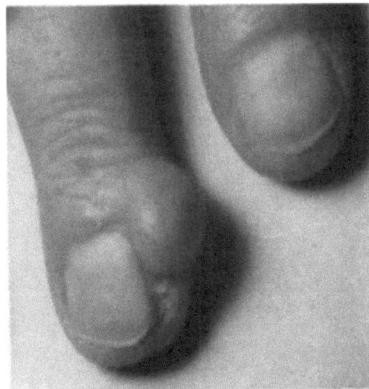

Abb. 88 Abb. 89

Abb. 88. Schleimcyste am Nagelfalz (Pfeil). Die Längsriffelung ist zufällig

Abb. 89. Große Schleimcyste am seitlichen Nagelrand

Glomustumoren

Diese Tumoren gehen vom Corium des Nagelbettes aus und sind relativ selten. Sie zeichnen sich durch starke Schmerzhaftigkeit, sowohl als Spontanschmerz als auch als Druckschmerz, aus, bleiben klein und sind gewöhnlich als bläuliche Verfärbung durch die Nagelplatte hindurch sichtbar. Pathologisch-anatomisch handelt es sich um hypertrophierte Glomuskörperchen. Die Behandlung besteht in vollständiger Excision unter sorgsam aseptischen Kautelen, unvollständig excidierte Glomustumoren neigen leicht zu Rezidiven.

Pigmentierte Naevi

Entsprechend der Längsachse des Nagels verlaufende Pigmentstreifen beruhen bei hellhäutigen Personen oft auf dem Vorhandensein eines aktiven Naevuszellnaevus an der Nagelmatrix. Da gelegentlich eine maligne Entartung eintreten kann, sollte man die Nagelplatte entfernen, den in der Matrix gelegenen Naevus excidieren und die Wundränder vernähen. Bei Farbigen sind die Pigmentstreifen ein häufiger Befund, der keiner besonderen Beachtung bedarf.

Tumorbedingte Nagelveränderungen

Maligne Tumoren

Der Stachelzellkrebs tritt am Nagelbett sehr selten auf. Er imponiert zunächst oft als chronische Paronychie, zeichnet sich aber besonders durch zunehmende Schmerzhaftigkeit aus (Abb. 90). Zur Sicherung

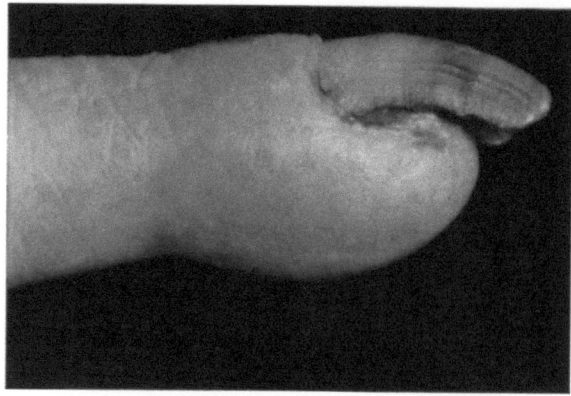

Abb. 90. Nagelbettspinaliom, das als chronische Paronychia imponiert

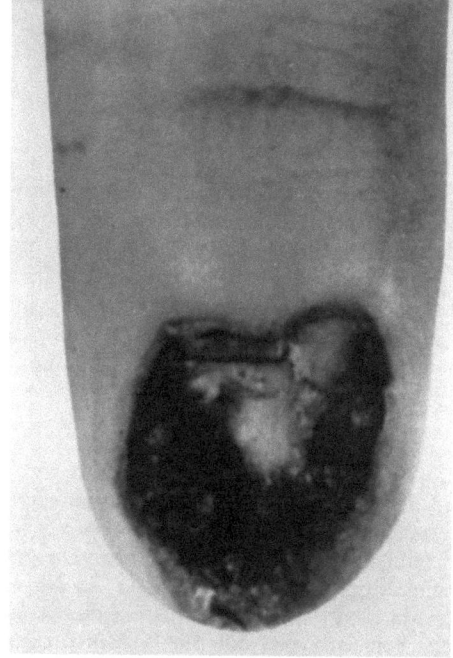

Abb. 91. Malignes Melanom

der Diagnose ist eine Probeexcision unerläßlich. Die Behandlung besteht in partieller Amputation des befallenen Fingers. Die Prognose ist gut.

Das maligne Melanom gehört gleichfalls zu den seltenen Nagelbetttumoren, hier ist jedoch die möglichst frühzeitige Diagnose entscheidend. Wie der Stachelzellkrebs kann das maligne Melanom als chronische Paronychie imponieren, besonders verdächtig sind aber an der Fingerkuppe auftretende Pigmentgranula, die unter der Nagelplatte randwärts geschoben werden. Manchmal zeigt sich ein malignes Melanom als warzige Verdickung des Nagelbettes, wobei die Nagelplatte abgestoßen wird (Abb. 91), oder es sieht einem in unmittelbarer Nähe des Nagelbettes aufgetretenen Granuloma pyogenicum ähnlich. Falls die Diagnose geringste Zweifel läßt, sollte nach Anlegung einer Blutleere an dem betroffenen Finger eine Probeexcision entnommen und im Schnellschnitt untersucht werden. Bei Bestätigung der Verdachtsdiagnose muß der Finger sofort amputiert werden. Die Ausräumung der regionalen Lymphknoten kann, wenn nötig, zu einem späteren Zeitpunkt angeschlossen werden.

An der Endphalanx auftretende Knochenmetastasen maligner Geschwülste können eine schmerzhafte Schwellung hervorrufen. Die Diagnose ist dann durch eine Röntgenaufnahme zu sichern.

Kapitel 11

Verschiedene erworbene Nageldystrophien

Angesichts der großen Zahl von Hauterkrankungen, die zu Nagelveränderungen führen können, soll hier nicht der Versuch einer erschöpfenden Beschreibung gemacht werden, doch stellen bei den im folgenden behandelten Affektionen Nagelveränderungen ein wichtiges Merkmal im Krankheitsverlauf dar.

Bakterielle Paronychie

Trotz der großen Häufigkeit werden Fälle von bakterieller Paronychie selten in der dermatologischen Praxis behandelt. Es handelt sich dabei in der Mehrzahl der Fälle um eine zumeist durch Staphylokokken bedingte akute Entzündung nach einem vorausgegangenen kleineren Trauma. Oft sind Fremdkörper wie Holzsplitter oder Verletzungen durch Nagelbeißen die Ursache. Neben Staphylokokken können auch Streptokokken oder Pseudomonas aeruginosa als Erreger auftreten, besonders bei der akuten Exacerbation einer chronischen Paronychie ist der letztgenannte Erreger sehr häufig. Neben den periungualen Entzündungen können bei lockeren oder sich schon ablösenden Nägeln die Erscheinungen auch vom Nagelbett aus ihren Ursprung nehmen. Sie sind dann von anhaltend starker Schmerzhaftigkeit, die erst nachläßt, wenn der Eiter Abfluß findet oder die Infektion mit Antibiotica behandelt wird. Im Bereiche des Nagelfalzes entwickelt sich dabei oft Granulationsgewebe (Abb. 92). Sehr oberflächliche Entzün-

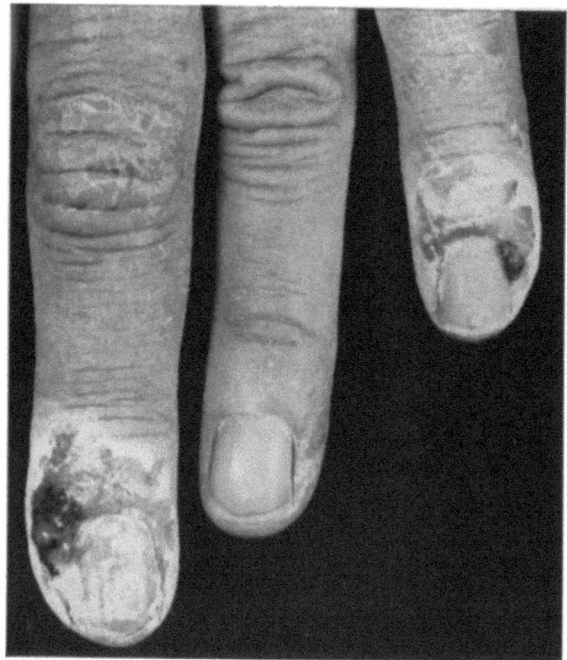

Abb. 92. Akute Paronychie

dungen treten gern entlang des Nagelfalzes auf und können leicht mit einer sterilen Nadel oder der Skalpellspitze geöffnet werden. Tiefer sitzende Entzündungen machen die innerliche Anwendung von Antibiotica erforderlich. Nur selten kann genug Eiter zur bakteriellen Resistenzbestimmung gewonnen werden, die Behandlung muß daher empirisch, am besten mit einem Breitspektrumantibioticum durchgeführt werden. Klingen die Erscheinungen nicht rasch ab, ist eine Incision mit Schaffung von Abflußmöglichkeiten erforderlich. Unter der Nagelplatte sitzende Entzündungsherde machen besonders bei gelockerter Nagelplatte die Entfernung des Nagels erforderlich.

Herpes simplex

STERN et al. zeigten 1959, daß die Infektion der Fingerkuppe mit dem Herpes simplex-Virus, eine für die dermatologische Praxis seltene Erkrankung, bei Klinikpersonal häufiger auftritt. Sie ist leicht mit einer bakteriellen Infektion zu verwechseln, jedoch wesentlich therapieresistenter und weist niemals Eiterbildung auf. Manchmal sind mehrere Finger gleichzeitig befallen. Sie beginnt mit der Bildung eines einzelnen Bläschens, dem andere bald folgen. Die Herpes-Infektion kann gleichfalls an den Zehen auftreten (Abb. 93). Die Diagnose wird gesichert durch cytologische Untersuchung des Bläschenausstriches oder durch Identifikation des Virus. Bakterielle Sekundärinfektionen kommen gelegentlich hinzu.

Diese Affektionen sind im Anfangsstadium (etwa 10 Tage lang) sehr schmerzhaft, nach 3 Wochen sind die Bläschen eingetrocknet, und gelegentlich löst sich im Verlaufe der Erkrankung die Nagelplatte temporär ab. Die Therapie ist palliativ mit Kalipermanganat-Umschlägen oder trockenen Verbänden. Bei gehäuften Rezidiven an demselben Finger sollte oberflächliche Röntgenbestrahlung in kleinen Dosen versucht werden. Die empfehlenswerte Strahlendosis beträgt 100 r bei 60 kV in wöchentlichen Abständen über zwei bis drei Wochen.

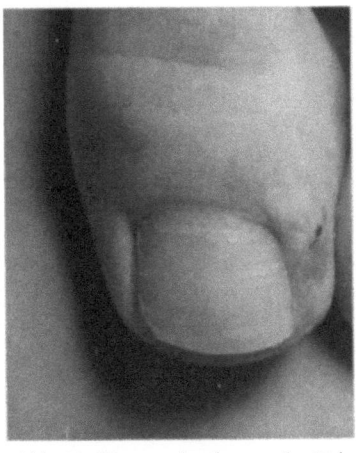

Abb. 93. Herpes simplex an der Zehe

Borken-Krätze (Scabies norvegica)

Diese Sonderform der Scabies wird hauptsächlich bei Patienten psychiatrischer Heilanstalten beobachtet. Obwohl oft Tausende von Scabiesmilben gefunden werden, macht sie im allgemeinen wenig Beschwerden. Die hochgradig veränderten Nägel sind verdickt und aufgeworfen (Abb. 94 u. 95), und bei mikroskopischer Untersuchung findet man zahllose Scabiesmilben sowie deren Eier. Diese Fälle werden vielfach fehldiagnostiziert, erst die Kontaktübertragung mit Entwicklung der gewöhnlichen Scabies führt dann zur richtigen Diagnose. Wirksame Behandlung mit Benzylbenzoat oder Gammahexachlorcyclohexan (Jacutin).

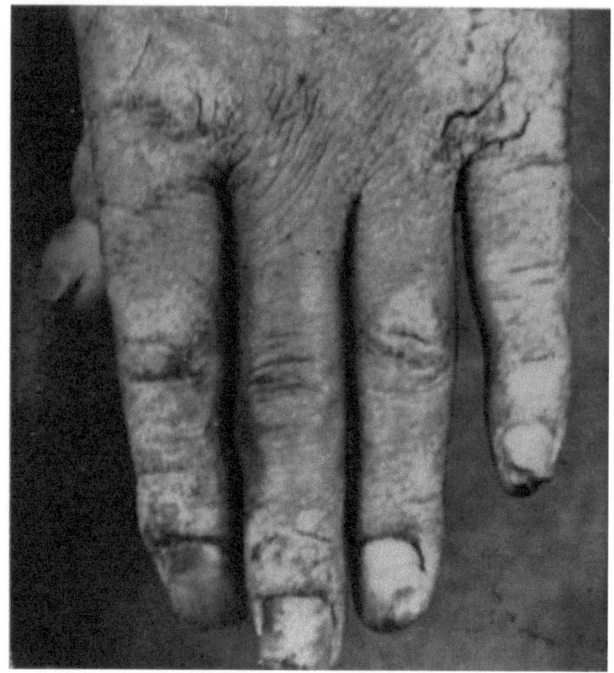

Abb. 94. Borkenkrätze

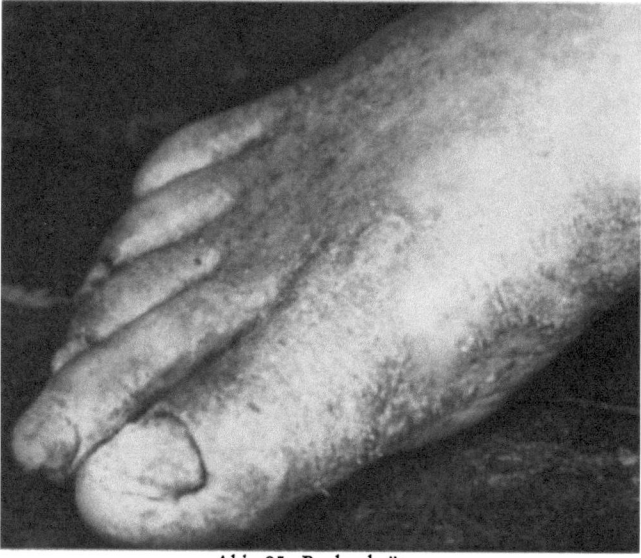

Abb. 95. Borkenkrätze

Syphilis

Im Primär- wie auch in späteren Stadien kann es zu syphilitischen Nagelaffektionen kommen, die im Primärstadium als syphilitisches Nagelgeschwür auftreten kann. In späteren Stadien stehen mehr die dystrophischen Nagelveränderungen im Vordergrund, auf die besonders ORMSBY und MONTGOMERY 1954 hingewiesen haben. Syphilitische Nagelveränderungen zählen heute zu den großen Seltenheiten.

Lepra

Bei der Lepra auftretende Nagelveränderungen sind Folge der Sensibilitätsausfälle an den Extremitäten. Die Nägel werden dabei dystrophisch oder völlig zerstört.

Dystrophia mediana canaliformis

HELLER beschrieb 1928 erstmalig die seltene, meistens zentral auftretende Spaltung oder Kanalbildung des Nagels. Die Ätiologie ist unbekannt, und sie kann an jedem Finger auftreten. Am häufigsten zeigen sich die Veränderungen jedoch am Daumennagel. Die Spaltbildung beginnt am Nagelhäutchen und dehnt sich dann bis zum freien Nagelrand aus, wobei vom Spaltrande aus kleine, pfeilförmige Risse in Richtung Nagelrand verlaufen, ohne jemals die Ränder zu erreichen. Sie erinnern an einen auf dem Kopf stehenden Tannenbaum. Nach Monaten oder Jahren normalisiert sich der Befund in den meisten Fällen spontan. Rezidive kommen gelegentlich vor (Abb. 96). Wahrschein-

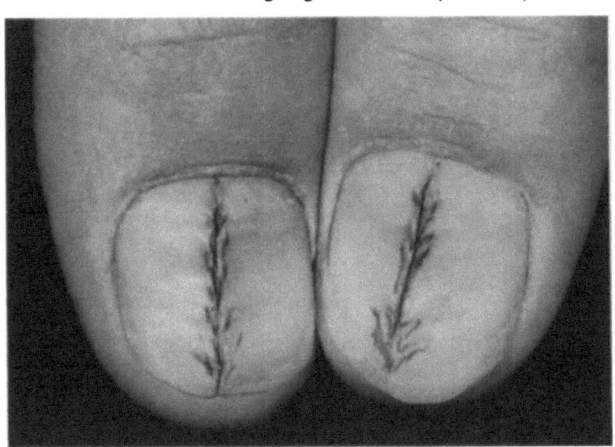

Abb. 96 a

Abb. 96 a—c. a Dystrophia mediana canaliformis. b Zwei Monate später. c Nach weiteren zwei Monaten mit spontaner Abheilung

84 Verschiedene erworbene Nageldystrophien

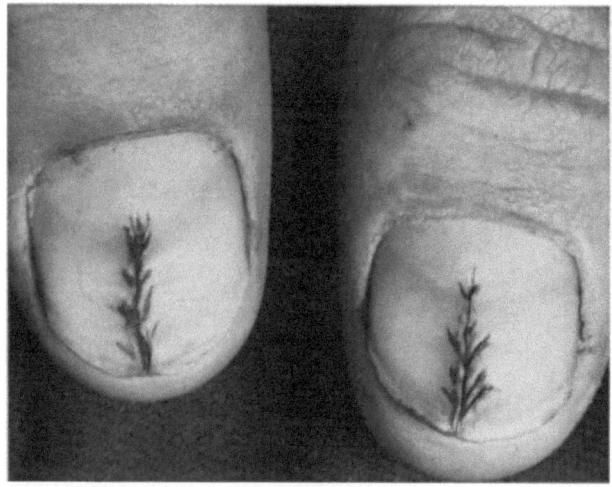

Abb. 96 b

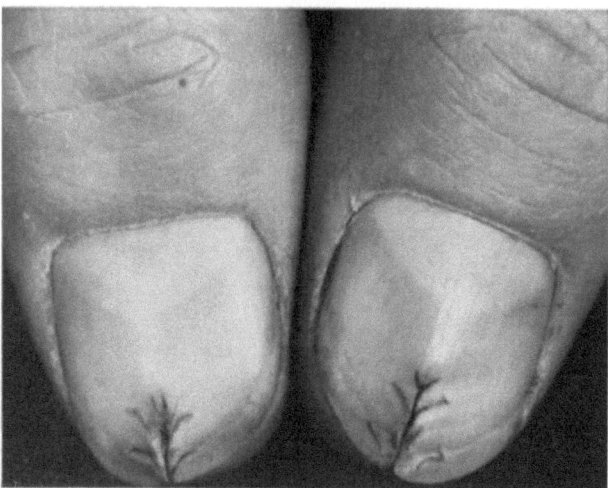

Abb. 96 c

lich handelt es sich um vorübergehende Störungen der Nagelmatrix, die wohl traumatischer Natur sind, besonders, da die Lunula meistens größer als normal erscheint, und dadurch größere Matrixbereiche ohne den Schutz des dorsalen Nagelfalzes bleiben.

Abgesehen von dem Hinweis, jede weitere Verletzung zu meiden, ist keine besondere Behandlung erforderlich. Die Nägel sollen kurz geschnitten werden, um das Ausmaß der Unannehmlichkeiten eines in zwei Hälften gespaltenen Nagels zu reduzieren. Die Diagnose bereitet gewöhnlich keine Schwierigkeiten, eine traumatische Aufsplitterung ist auszuschließen, ebenso wie die chronische Traumatisierung durch Gewohnheitsmanipulationen.

Onycholyse

Die Ablösung des Nagels aus dem Nagelbett, eine der häufigsten Nagelerkrankungen, tritt symptomatisch bei Psoriasis, Mykosen, bei Störungen der peripheren Zirkulation sowie gleichfalls bei Hyperhidrosen und bei Schilddrüsenkranken auf. Weiterhin können Ekzeme

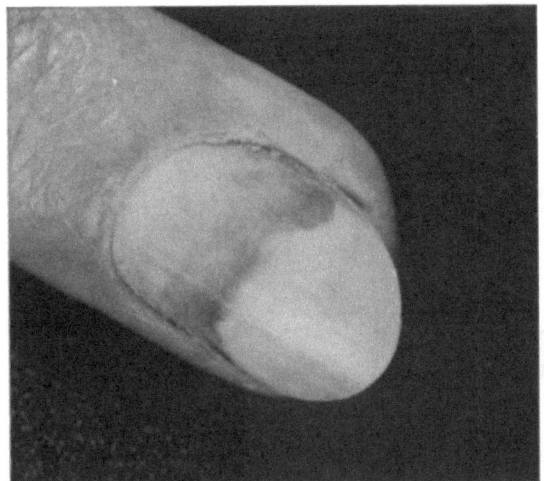

Abb. 97. Onycholysis

an den Fingerspitzen, in selteneren Fällen Arzneimittelreaktionen (besonders Lichtsensibilität durch b-Dimethyl-chlortetracyclin (Ledermycin) zu einer Onycholyse führen. Die häufigste Ursache ist jedoch die Verletzung.

Neben den angeführten Ursachen treten in einigen Fällen die Veränderungen anscheinend spontan auf, und von manchen Autoren wird die Bezeichnung Onycholyse nur für diese Form verwandt.

Die spontan auftretende Onycholyse macht oft stärkere Beschwerden. Der teilweise abgelöste Nagel wirkt häßlich und angesammelter Schmutz läßt sich nur schwerlich entfernen. An einem oder auch an mehreren Fingern zugleich ist die Nagelplatte zunächst nur teilweise abgelöst, durch fortgesetzte, geringfügige Traumatisierung kann sich der abgelöste Bezirk jedoch vergrößern und sehr schmerzhaft werden.

Bakterielle oder Pilzinfektionen im Nagelbett kommen gern hinzu. Meistens verlaufen sie ohne klinische Symptomatik, gelegentlich jedoch führen sie auch zu Abszedierungen. Ein häufig gefundener Erreger ist Pseudomonas aeruginosa, der eine typische Schwarzfärbung der Nagelplatte hervorruft [Tafel VI (b)]. Der Zustand ist langwierig, besonders durch den Umstand, daß bei inadäquater Therapie sich im Nagelbett eine dicke Hornschicht bildet, die dem Keratin der Fingerspitze ähnlich wird. Damit sinkt die Aussicht auf ein Festhaften des Nagels im Nagelbett weiter.

In den Frühstadien sind wahrscheinlich Sekundärinfektionen der Hauptgrund für das mangelhafte Festhaften der Nagelplatte. Nach RAY (1963) ist dieser Zustand durch Abschneiden des lockeren Nagelteils mit einer spitzen Nagelschere und anschließender Applikation einer 15%igen Sulphacetamid(Albucid)-Lösung in 50%igem Alkohol zu behandeln. Bei täglich wiederholter Behandlung hat der Nagel die Möglichkeit, nach vorn zu wachsen und sich wieder im Nagelbett zu verankern. 15%iges Sulphacetamid hat gegenüber allen gewöhnlichen Erregern bactericide Wirkung und verhindert Pilz- und Hefewachstum. Es gleicht hinsichtlich dieser Eigenschaft der früher gern verwandten Jodlösung.

Epidermolysis bullosa hereditaria dystrophica

Unter den zahlreichen Varianten dieser seltenen Erkrankung tritt der dauernde Verlust eines oder mehrerer Nägel (Abb. 98) relativ oft in Erscheinung. Die Nägel gehen bereits vor dem Erreichen des Erwachsenenalters verloren, der genauere Zeitpunkt schwankt. Möglicherweise geht den narbigen Veränderungen eine Blasenbildung in der Nachbarschaft voraus. Nur gelegentlich werden die Nägel teilweise zerstört.

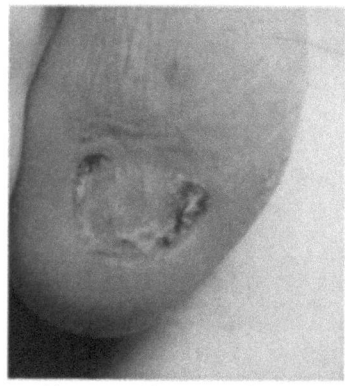

Abb. 98. Epidermolysis bullosa hereditaria dystrophica

Arzneimittelexanthem

Schwere Arzneimittelexantheme mit Veränderungen im Sinne eines Erythema exsudativum multiforme können, wenn Blasenbildung dicht an der Fingerspitze auftritt (Abb. 99 u. 100), manchmal zu völligem Verlust eines Nagels mit anschließender Nagelbettvernarbung führen. Alle Medikamente, die für die Bildung von Blasen verantwortlich sind, kommen ursächlich in Frage.

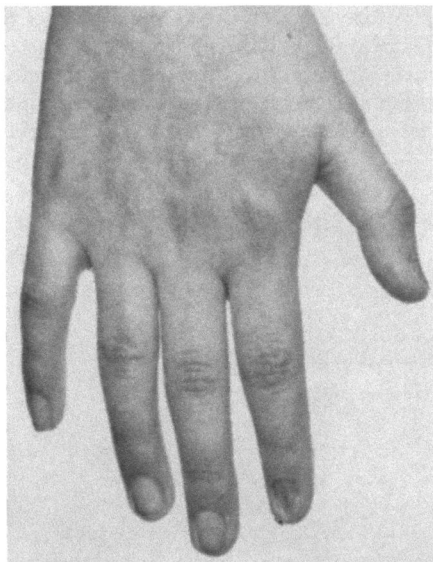

Abb. 99. Partieller Nagelverlust nach Arzneimittelexanthem

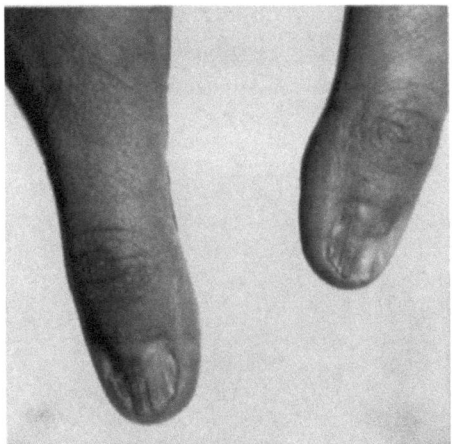

Abb. 100. Wie Abb. 99, Veränderungen an den Daumennägeln

Lichen ruber planus

Der Autor zeigte 1961 (SAMMAN, 1961 a), daß in 10% aller Lichen ruber-Fälle Nagelveränderungen auftreten, die geringfügig und meist flüchtiger Natur sind. Nur selten kommt es als ernstere Folge zum

88 Verschiedene erworbene Nageldystrophien

permanenten Verlust des Nagels mit Narbenbildung. Obwohl das Auftreten an allen Nägeln möglich ist, sind meistens die Großzehennägel befallen. Eine seltene Sonderform des Lichen ruber zeichnet sich durch atrophische Erscheinungen an der Fußsohle mit permanenter Destruktion mehrerer Zehennägel aus (Abb. 101 u. 102). Dabei sind Körperherde selten.

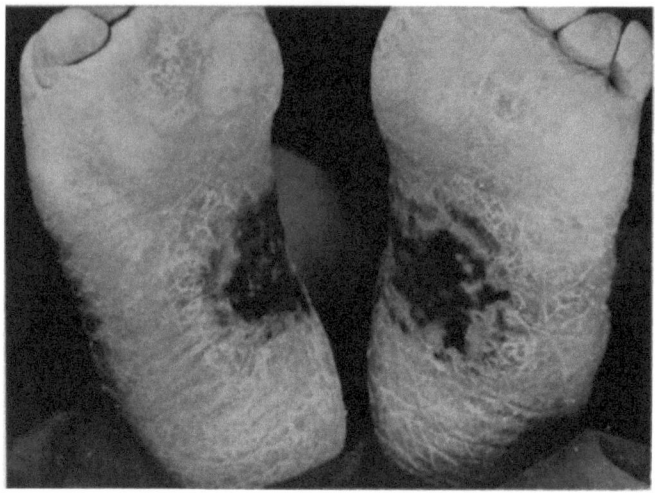

Abb. 101. Lichen ruber planus. Atrophische Form an beiden Fußsohlen

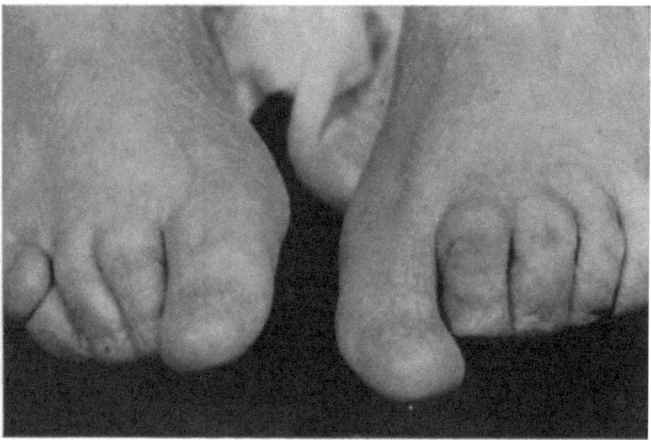

Abb. 102. Gleicher Patient wie auf Abb. 101. Narbige Verödung des Nagelbettes sämtlicher Zehen

Die häufigste Nagelveränderung bei Lichen ruber besteht in einer zunehmenden Längsstreifung der Nagelplatte. Neben diesen Rillen findet man oberflächliche Furchen, in denen sich das Licht fängt (Abb. 103). Die Furchung ist bei schwerem generalisiertem Lichen ruber (Li-

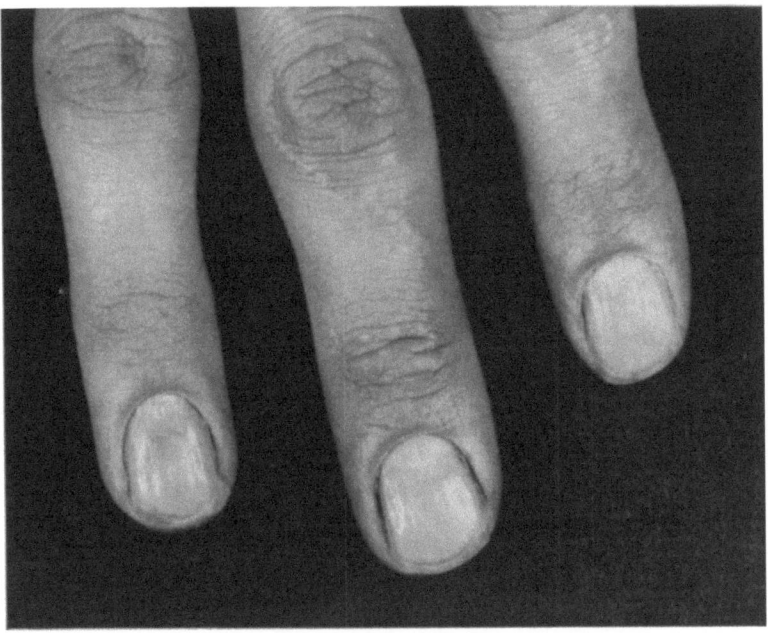

Abb. 103. Lichen ruber planus mit Längsriffelung und geringgradiger Einsenkung der Nageloberfläche

chen ruber exanthematicus) besonders ausgeprägt. Sie beginnt oft an der Cuticula und dehnt sich mit dem weiterwachsenden Nagel bis an den Nagelrand aus. Die Nagelplatte kann vorübergehend sehr dünn werden (Abb. 104), nimmt die Dicke der Nagelplatte jedoch stärker ab, so wächst oft das Nagelhäutchen über die Nagelbasis nach vorn und haftet der Nagelplatte fest an (Abb. 105). Stärkere Ausprägung dieses Vorganges führt zur Ptergyiumbildung mit teilweisem oder vollständigem Nagelverlust. Nicht immer ist die Bildung eines Pterygiums jedoch Voraussetzung für den permanenten Nagelverlust, öfter kann man auch eine vorübergehende Ablösung mit unvollständiger Neubildung beobachten (Abb. 106).

Im histologischen Bild finden sich die für Lichen ruber typischen Veränderungen an der Nagelmatrix lokalisiert. Daher resultieren die oben beschriebenen Veränderungen der Nagelplatte. Bei Narbenbil-

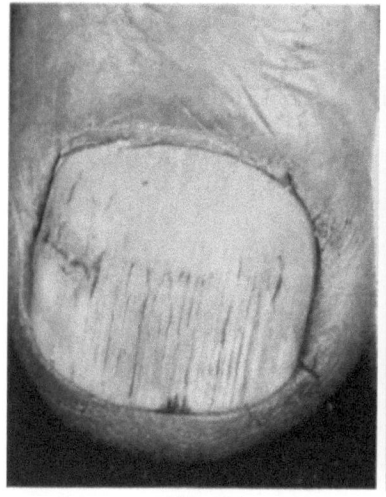 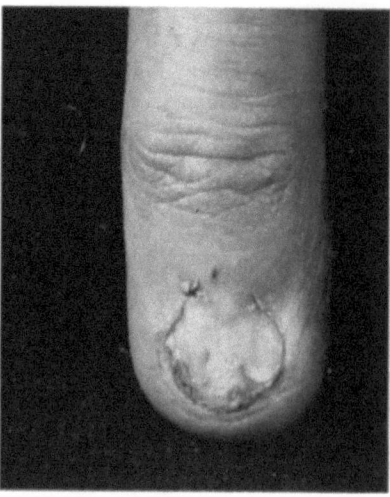

Abb. 104   Abb. 105

Abb. 104. Lichen ruber planus mit Längsriffelung und einsetzender Abheilung

Abb. 105. Lichen ruber planus. Verdünnung der Nagelplatte mit Pterygiumbildung

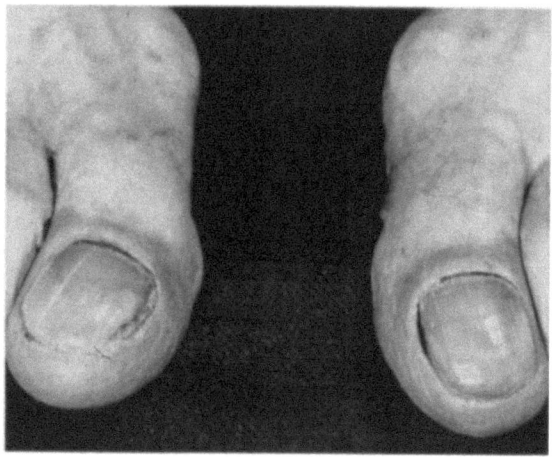

Abb. 106 a

Abb. 106 a—c. Lichen ruber planus. a, b und c zeigen Abstoßung der Nagelplatte mit beginnender Restitution

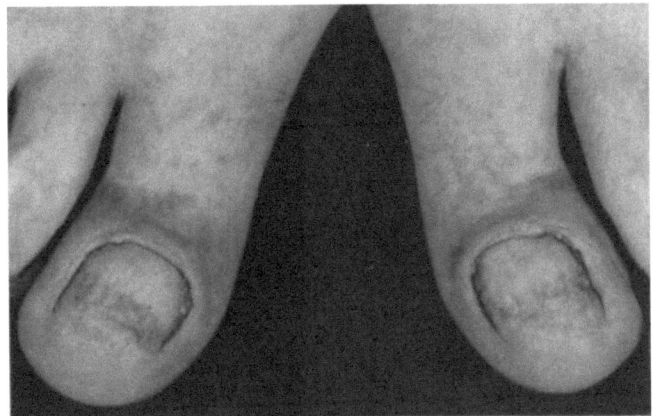

Abb. 106 b

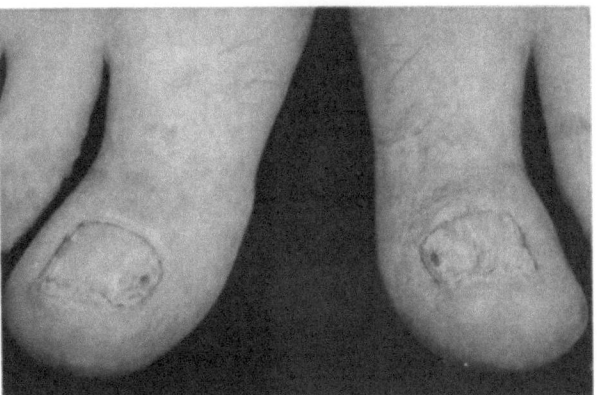

Abb. 106 c

dung handelt es sich um Veränderungen ähnlich wie man sie bei Lichen ruber am Haarfollikel beobachten kann.

Alopecia areata

Das Ablösen der Nagelplatte bei Alopecia areata ist sehr selten, bestimmte Veränderungen der Nagelplatte sind jedoch häufig. Unter einer großen Zahl eigener Fälle mit Alopecia areata zeigten etwa 10% Nagelveränderungen. Die häufigsten Symptome sind Tüpfel, die in typischer Weise gleichmäßig ausgeprägt an mehreren Fingern auftreten (Abb. 107). Diese Tüpfel sind wie bei der Psoriasis vulgaris klein und liegen bei gleichmäßiger Anordnung in Linien, die quer und längs zur

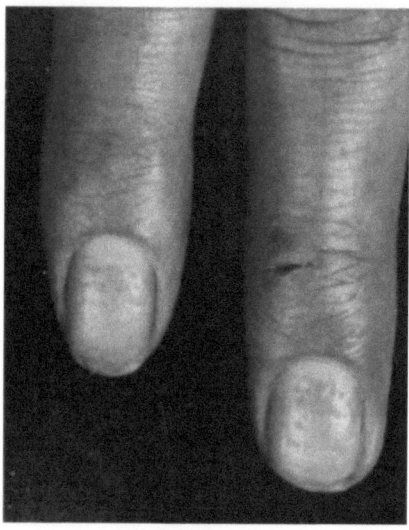

Abb. 107. Gleichmäßige Tüpfelung bei Alopecia areata

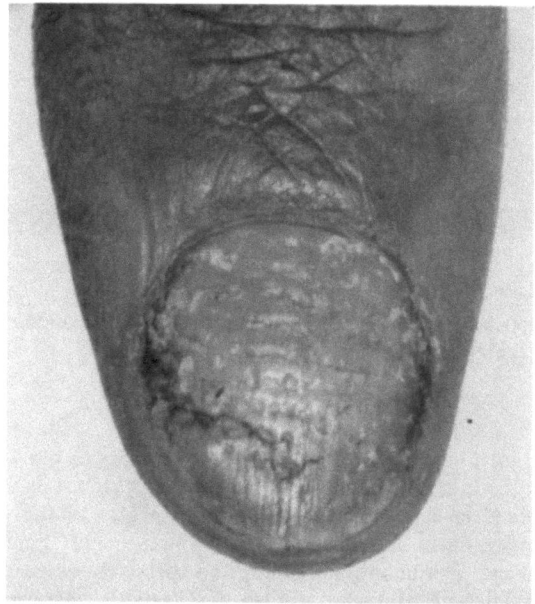

Abb. 108. Tüpfelung und Brüchigkeit der Nagelplatte bei Alopecia areata

Oberfläche verlaufen. Bei sehr schneller Tüpfelbildung verformt sich oft die Nagelplatte, wird glanzlos und an der Oberfläche rauh (Abb. 108). Nägel mit sichtbarem Halbmond zeigen darüber hinaus oft eine netzförmige, blaßgelbliche Eigenfarbe, eine Besonderheit, die wahrscheinlich nicht allein bei Alopecia areata anzutreffen ist, da ich sie auch bei psoriatischer Tüpfelung beobachtet habe (Abb. 109). Die typischen

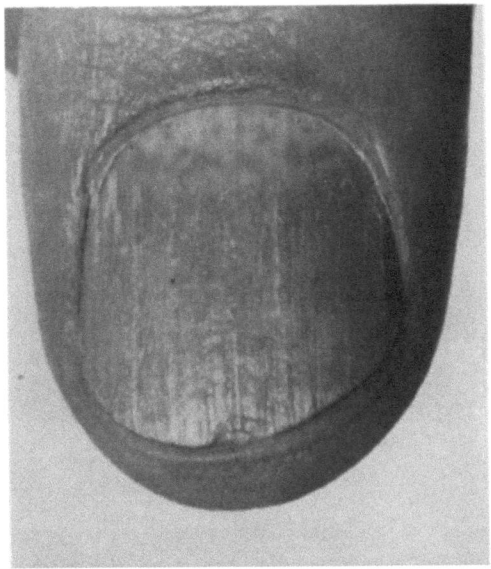

Abb. 109. Graufleckung der Lunula bei Alopecia areata

Nagelveränderungen sieht man am häufigsten bei ausgedehnter Alopecia areata. Nur selten steht die Beteiligung der Nägel klinisch im Vordergrund. Die Tüpfelnägel treten oft gleichzeitig mit dem Einsetzen des Haarausfalls auf und bestehen auch nach Abheilung der Alopecia fort. Eine Behandlung scheint ohne Wert zu sein. Zwei Fälle, bei denen zusätzlich eine totale Vitiligo bestand, wurden von DEMIS und WEINER beschrieben (1963).

Pityriasis rubra pilaris

Die bei dieser Hauterkrankung auftretenden Nagelveränderungen sind hinsichtlich der Verfärbungen und Verdickungen von Nagelplatte und Nagelbett oft den psoriatischen Nagelmanifestationen sehr ähnlich (Abb. 110). Gelegentlich beobachtet man auch Querfurchung, wie sie beim Ekzem vorkommen kann.

94 Verschiedene erworbene Nageldystrophien

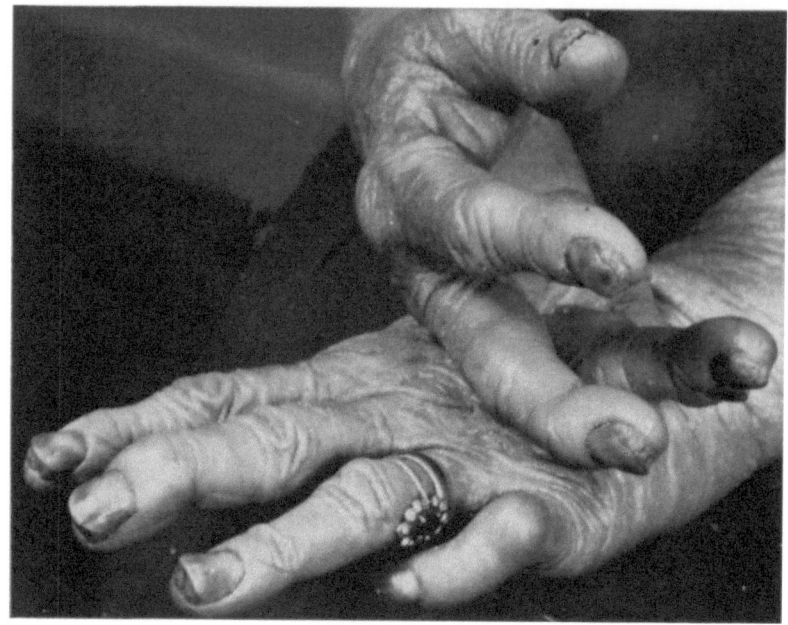

Abb. 110. Pityriasis rubra pilaris

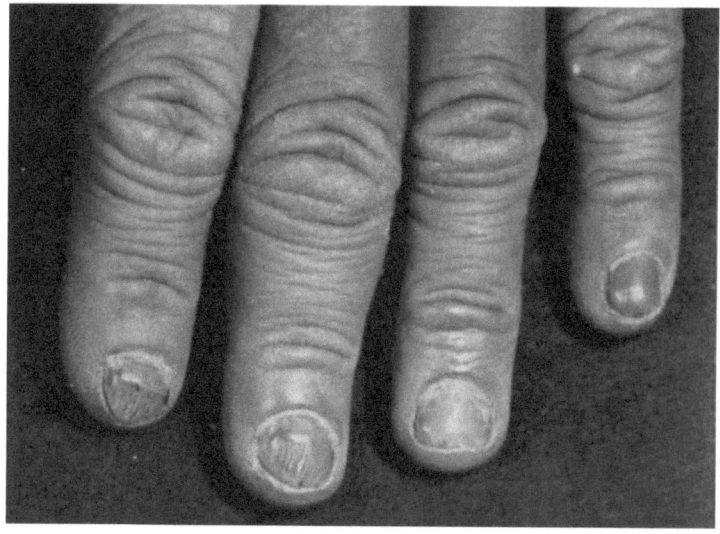

Abb. 111. Acanthosis nigricans

Acanthosis nigricans

Bei der relativ seltenen Acanthosis nigricans können die Nägel verdickt und verfärbt erscheinen (Abb. 111).

Röntgendermatitis

Nach excessiver Strahleneinwirkung im Rahmen einer Röntgentherapie oder als Berufsfolge (z. B. bei Zahnärzten oder Radiologen) kann die Nagelplatte vergröbert und verfärbt werden. Die Schäden zeigen sich meistens erst nach Jahren. Teleangiektasien mit Atrophie des periungualen Gewebes stellen die Diagnose außer Zweifel [Tafel IV (c)]. Diese Folgen können sich sowohl nach einmaliger excessiver Bestrahlung als auch nach oft wiederholten (nach Monaten und Jahren) Einzelbestrahlungen einstellen.

Pemphigus

Treten Pemphigusblasen an den Fingerspitzen auf, so kann sich als Folge eine dystrophische Nagelbettveränderung einstellen. Querfurchung ist ebenso wie die Nagelablösung besonders beim Pemphigus foliaceus bekannt.

Reiter-Syndrom

Die Hautbeteiligung besteht bei dieser seltenen Erkrankung in schuppigen, z. T. krustösen Veränderungen, die als Keratodermie bekannt sind. Im Verein damit zeigen die Nägel oft gröbere, an die Psoriasis erinnernde Störungen. Durch hyperkeratotische Auflagerungen im Bereich des Nagelbettes (Abb. 112) wächst die Nagelplatte stark deformiert vor. Tiefgehende Tüpfel oder gar ausgestanzt erscheinende Defekte kommen gelegentlich zur Beobachtung (Abb. 113).

Lupus erythematodes disseminatus und Dermatomyositis

Obwohl bei diesen Erkrankungen die Nagelplatten nur selten verändert sind, können Hautveränderungen in der unmittelbaren Nähe des Nagels die Diagnose erleichtern. Bei beiden Erkrankungen findet man erythematöse Bezirke mit Teleangiektasien über dem dorsalen Nagelfalz. Beim Lupus erythematodes disseminatus ist die Cuticula oft rissig, und es zeigen sich dort Hämorrhagien. Über den Knöcheln auftretende lineare Erythemstreifen finden sich neben den Erythemen an der Nagelbasis bei der Dermatomyositis [Tafel IV (d)].

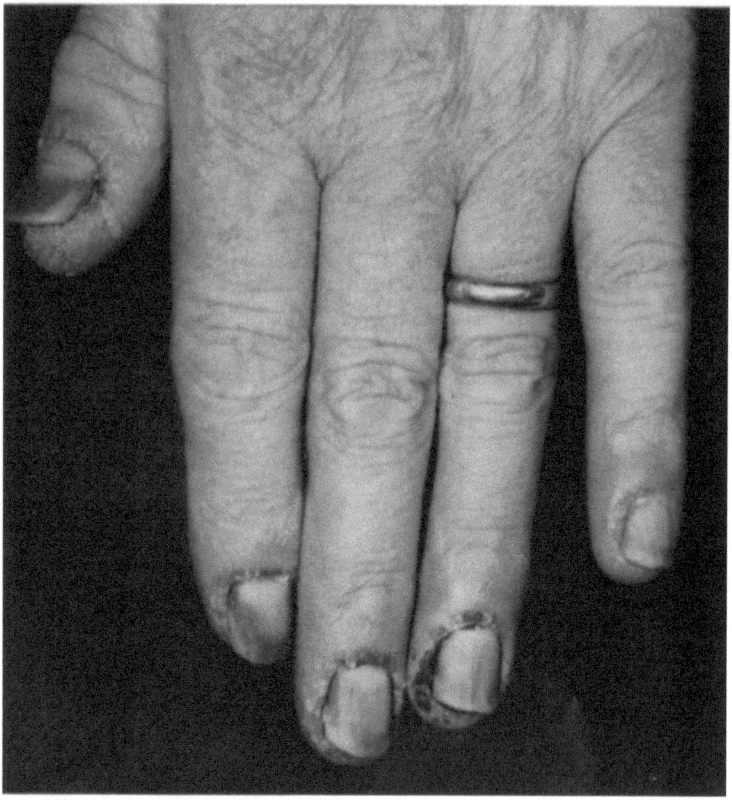

96 Verschiedene erworbene Nageldystrophien

Abb. 112

Abb. 112. Morbus Reiter, subunguale und periunguale Hyperkeratosen

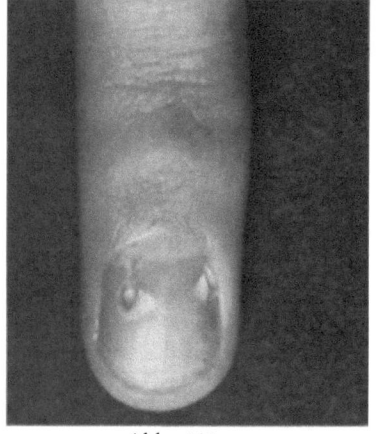

Abb. 113. Morbus Reiter, kreisförmige Defekte der Nagelplatte

Abb. 113

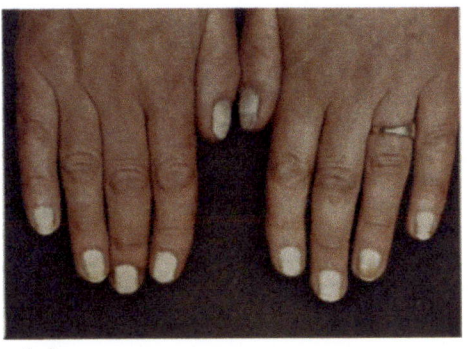
(a)

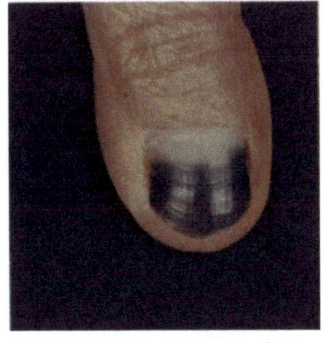
(b)

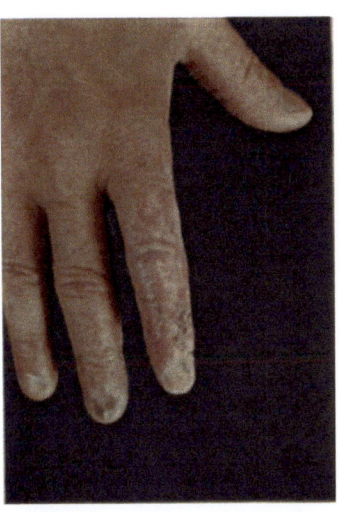
(c)

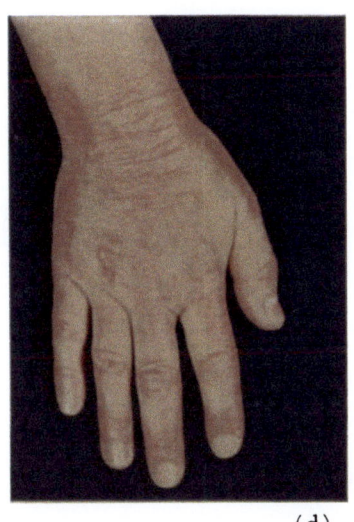
(d)

Tafel IV
a) Leukonychia totalis
b) Pseudomonas pyoceaneus-Infektion
c) Röntgendermatitis
d) Dermatomyositis

Kapitel 12

Entwicklungsstörungen

Obwohl die Gruppe der Entwicklungsanomalien der Nägel interessante Fragen aufwirft, wird die Seltenheit ihres Vorkommens schon durch folgende Zahlen deutlich: unter 794 Patienten mit Nageldystrophie sahen wir nur 28 entwicklungsbedingte Fälle (s. Einführung). Davon ist nur eine kleine Zahl von kongenitalen Anomalien genauer bekannt. Bei einer weiteren Krankheitsgruppe sind genetische Faktoren wahrscheinlich, die Familienanamnese ist jedoch leer. Schließlich zählt dazu eine Reihe von Krankheitsbildern, die bislang nicht genauer charakterisiert worden sind.

Kongenitale Anomalien

Pachyonychia congenita

Bei dieser dominant vererbten Anomalie sind sämtliche Nägel vom Nagelfalz zum distalen Rand zunehmend stark verdickt. Dabei bleibt die Nageloberfläche glatt (Abb. 114). Zu den Nagelveränderungen treten

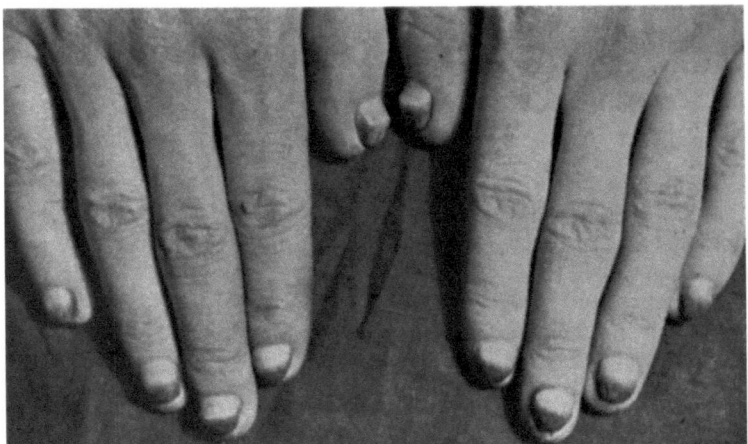

Abb. 114. Pachyonychia congenita (Aus: Proc. Royal Soc. Med. mit Erlaubnis des Herausgebers)

weitere Symptome wie Palmar- und Plantarhyperkeratosen (Abb. 115) und warzenähnliche Auflagerungen an den Knien, Ellenbogen, Nates, Beinen und Knöcheln sowie in der Poplitealgegend hinzu. Auch Blasenbildung, besonders an den Fußsohlen, sowie dyskeratotische Veränderungen an der Cornea können auftreten. Gelegentlich dehnen sich die Störungen als generalisierte Ichthyosis auf den ganzen Körper aus. Selbstverständlich sind diese Veränderungen nur selten bei einem Patien-

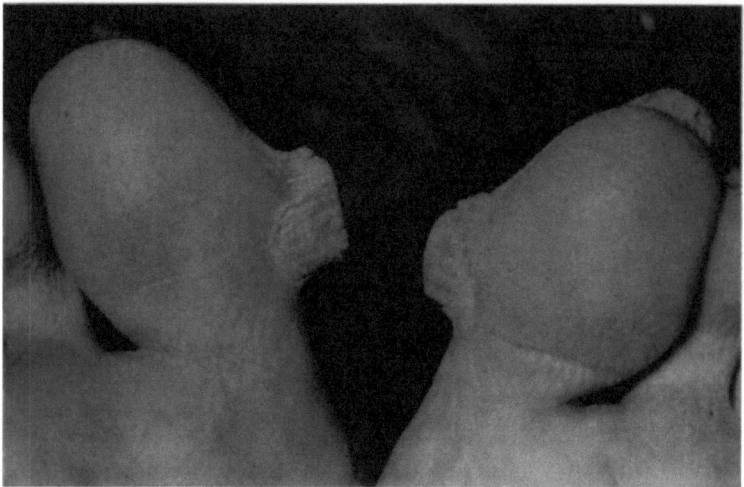

Abb. 115. Ausgeprägte Hyperkeratosen bei Pachyonychia congenita

ten gleichzeitig vorhanden, zumeist sind die Nägel allein befallen. FRANKLIN beschrieb 1938 einen Fall mit dem vollentwickelten Bild, jedoch gab die Familienanamnese keinerlei Hinweis auf das Vorliegen einer Heredität.

Die Behandlung ist leider unbefriedigend und muß symptomatisch bleiben.

1930 beschrieben COLE et al. einen Fall unter der Bezeichnung Dyskeratosis congenita mit Hyperpigmentation, Nageldystrophie und Leukokeratosis oris. Unter Hinweis auf zwei Brüder des Patienten, die von ENGMAN mit ähnlichen Veränderungen beschrieben wurden, wird dieser Fall in die engste Beziehung zur kongenitalen Pachyonychie gestellt, jedoch sprechen auf den Photographien die Nagelveränderungen eher für eine Nagelatrophie mit Pterygiumbildung.

Periodischer Nagelverlust

Dieses ist ebenfalls eine dominant vererbte Anomalie, bei der ein oder mehrere Nägel wiederholt abgestoßen und erneut ersetzt werden. Der nachwachsende Nagel verkümmert und mit der Zeit entwickeln sich beträchtliche Deformitäten (Abb. 116). Die Nägel an den einzelnen Fingern werden ohne zeitliche Abhängigkeit individuell abgestoßen, so daß selten mehr als ein Nagel fehlt.

Diese echte hereditäre Fehlbildung muß differentialdiagnostisch vom Nagelverlust anderer Genese, insbesondere von posttraumatischem, durch falsches Schuhwerk verursachtem Abstoßen der Nägel abgegrenzt werden.

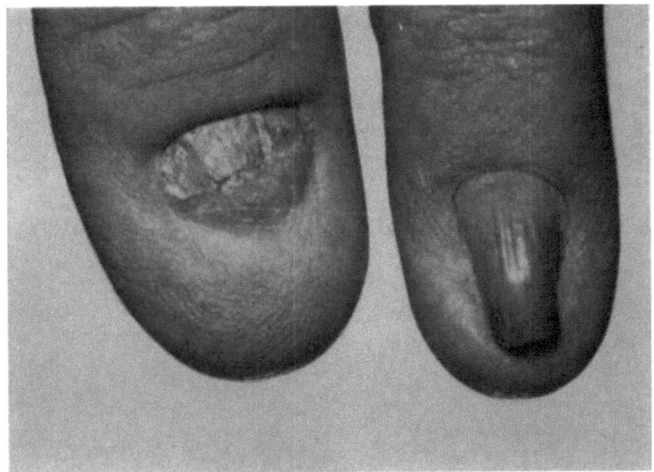

Abb. 116 a

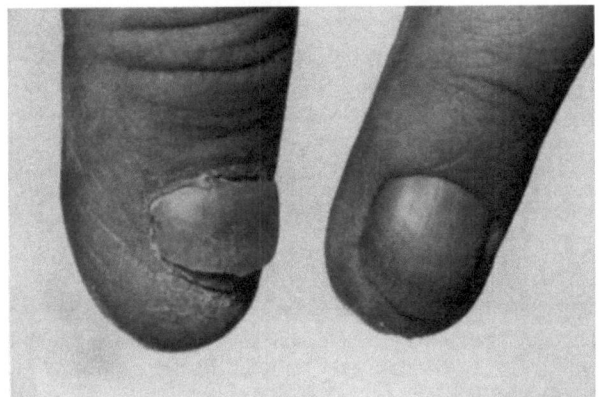

Abb. 116 b

Abb. 116. Periodisches Abfallen der Nagelplatte, a bei der Mutter, b bei einem Sohn

Ein sehr ungewöhnlicher Fall wurde 1891 von FRANK und SANFORD beschrieben, bei dem die gesamte Epidermis einschließlich aller Nägel jedes Jahr am gleichen Tage über einen Zeitraum von 45 Jahren abgestoßen wurde. Weitere, ähnlich liegende Fälle sind beschrieben.

Das Nagel-Patella-Syndrom

Die Literatur zu diesem Syndrom ist inzwischen außerordentlich umfangreich geworden (Literatur: s. J. H. RENWICK, 1956). Die besondere Bedeutung dieses Syndroms liegt in der Tatsache, daß sowohl ektodermale wie mesodermale Strukturen betroffen sind. Den gesamten Vererbungsmodus beschrieben RENWICK und LAWLER (1955). Danach wird das Syndrom dominant vererbt. In typischen Fällen fehlt die Hälfte bis ein Drittel der Nagelplatte, sie erreicht also niemals die Fingerspitze. Zusätzlich sind die Patellae rudimentär angelegt oder sie fehlen vollständig. An den Dorsalseiten der Ossa iliaca findet man röntgenologisch Exostosen (Abb. 117).

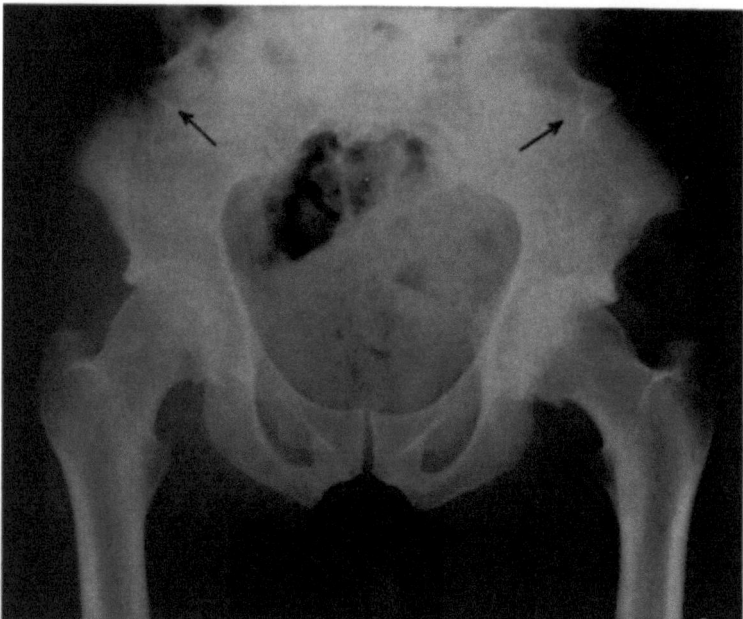

Abb. 117. Nagel-Patella-Syndrom. Beckenübersichtsaufnahme mit Spornbildung an den Ossa ischii (Pfeile)

Weitere Befunde wie Cutis laxa, Überstreckbarkeit der Gelenke und renale Anomalien wurden gelegentlich beobachtet. In einigen Fällen treten die Nagelveränderungen in den Hintergrund und nur die Daumennägel können verändert sein. Auch fehlt der Daumennagel manchmal vollständig (Abb. 118) oder die ulnare Hälfte ist an beiden Daumen rudimentär geblieben (Abb. 119).

LEVAN beschrieb mit umfassendem Literaturverzeichnis 1961 einen derartigen Fall. Bei allen Patienten sind Daumennägel am häufigsten befallen. An den übrigen Fingern auftretende Veränderungen sind am Zeigefinger am häufigsten und nehmen zum Kleinfinger hin an Stärke ab.

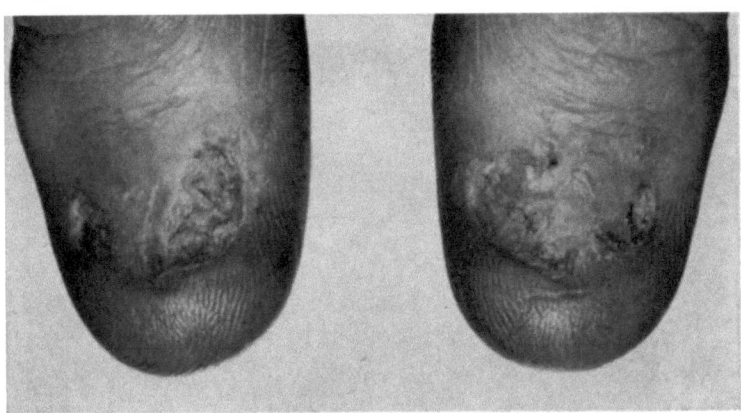

Abb. 118. Nagel-Patella-Syndrom. Vollständiger Verlust der Daumennägel

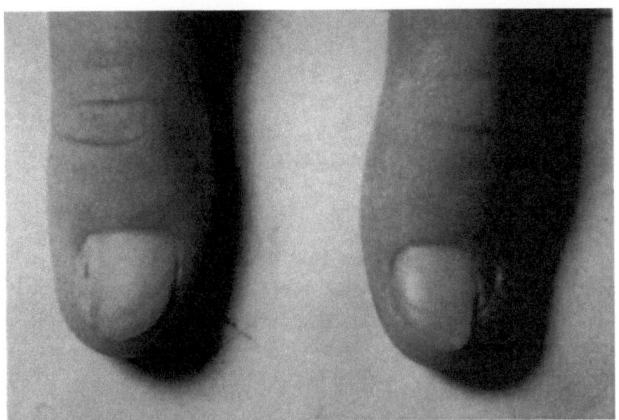

Abb. 119. Nagel-Patella-Syndrom. Dystrophie der ulnaren Nagelhälfte

Kongenitale ektodermale Dysplasie

Wahrscheinlich gibt es mehrere verschiedenartige Syndrome, die unter diesem Synonym vereinigt sind. Eine von einigen Autoren getroffene Unterteilung ist die Abgrenzung in anhydrotische und hydrotische Formen. Das Syndrom wird dominant vererbt. Interessanterweise stammte eine große Zahl publizierter Fälle von Familien ab, die ursprünglich in Frankreich wohnhaft waren.

Bei der schwersten Form fehlen die Schweißdrüsen, es besteht partielle Aplasie des Haar-Talgdrüsenapparates, Zahnmißbildungen,

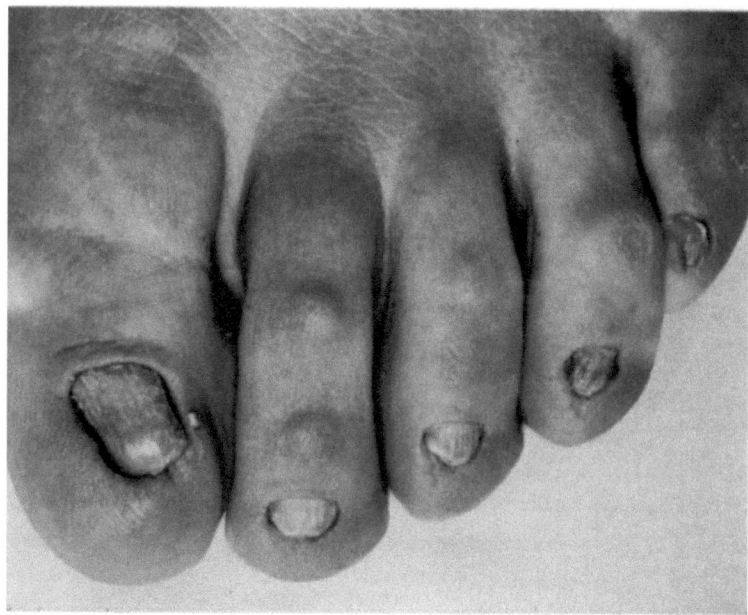

Abb. 120. Kongenitale ektodermale Dysplasie. Hypertrophie und Längsriffelung der Zehennagelplatten

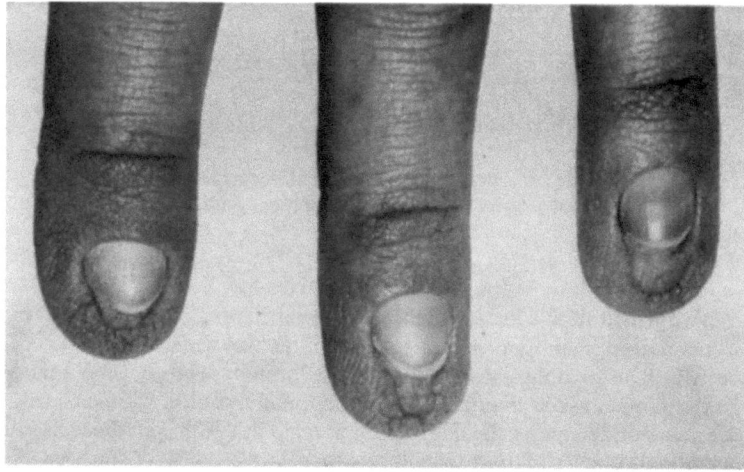

Abb. 121. Kongenitale ektodermale Dysplasie. Gestörtes Auswachsen zu voller Länge an den Fingernägeln

dünne, weiche, etwas glänzende und trockene Haut und entsprechende Nagelveränderungen kommen hinzu. In der mildesten Ausdrucksform sind lediglich die Nägel verändert. 1929 beschrieb CLOUSTON eine große Zahl derartiger Fälle. Bei allen Patienten fanden sich Nagelsymptome, während Haarwachstumsstörungen in der Hälfte der Fälle aufgezeigt werden konnten. Die Beteiligung der Nägel erstreckt sich auf verlangsamtes Wachstum, gelegentlich auftretende Verdickung der Nagelplatte sowie Farbveränderung und Streifung (Abb. 120). Die nur in seltenen Fällen bis zur Fingerspitze vorwachsenden Nägel sind oft krallenartig verkrüppelt (Abb. 121). Dabei kann es zur Onycholyse mit begleitender Sekundärinfektion kommen. Bei stärkerer Ausprägung sind die Nägel in der Mitte gespalten, während bei der schwersten Form die Nägel nur als harte Keratinsäume am Falz erhalten oder vollständig durch Narbengewebe ersetzt sind. Die Alopecie kann universell sein oder sich nur auf die Kopfhaut beschränken (Abb. 122). Zusätzlich finden sich oft Hyperkeratosen an den Fußsohlen oder sonstwo.

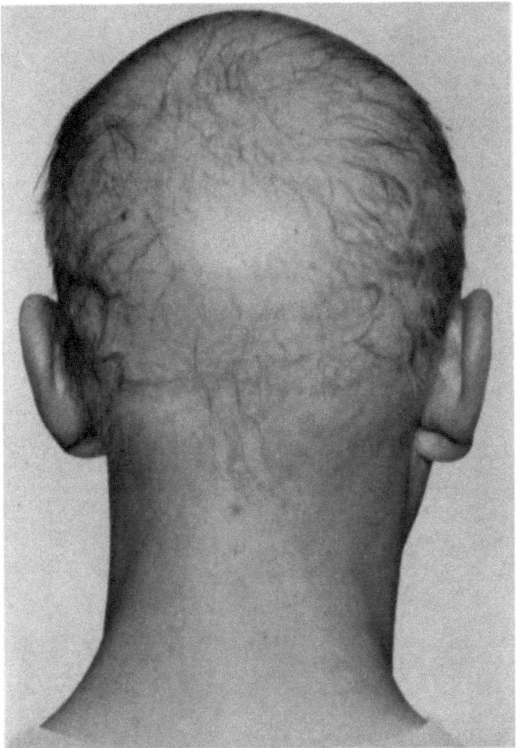

Abb. 122. Kongenitale ektodermale Dysplasie. Diffuse Alopecie bei dem gleichen Patienten der Abb. 120 und 121

104 Entwicklungsstörungen

Diese Nagelsymptomatik erlaubt es zunächst nicht, die Veränderungen hinsichtlich der kongenitalen Paronychie, des Nagel-Patella-Syndroms und der kongenitalen ektodermalen Dysplasie sicher zu differenzieren. Es ist deshalb erforderlich, beim Patienten selbst oder bei seinen Verwandten nach weiteren Symptomen zu suchen. Dadurch läßt sich in den meisten Fällen eine Abgrenzung der drei Syndrome treffen.

Totale Leukonychie

Bei dieser seltenen kongenitalen Anomalie mit dominantem Vererbungsmodus erscheint der ganze Nagel weißlich verfärbt. Die Ursache dafür beruht auf Veränderungen in der Nagelplatte [Tafel IV (a)], die minderwertig und bröckelig vorwächst. Brüchigkeit und Weiß-

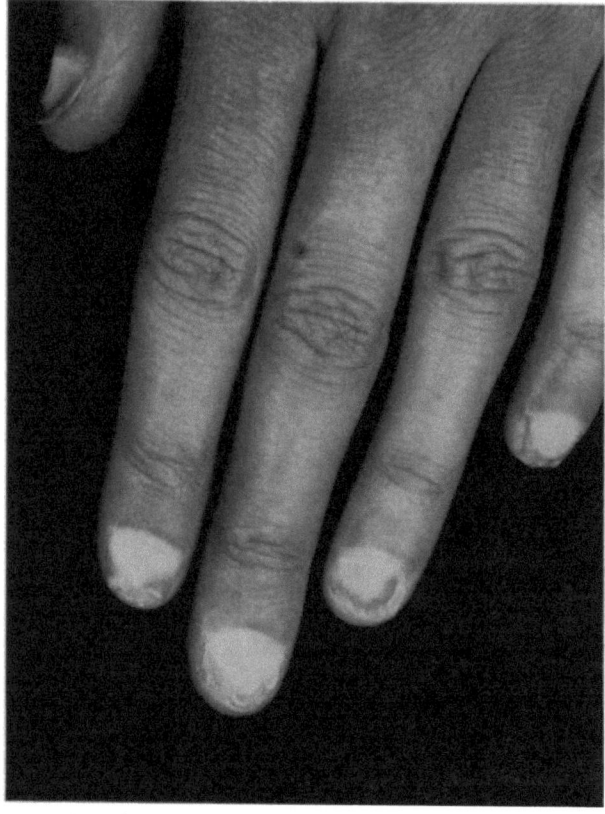

Abb. 123. Leukonychia totalis. Starke Erweichung der Nagelplatte mit Verfärbung und Abbröckeln der Ränder

färbung nehmen distalwärts zu (Abb. 123). Vielfach werden ebenfalls kongenitale epidermale Cysten gefunden.

Überzählige Finger

Sie sind meistens mit einem normalen Nagel versehen, bei rudimentärem Wachstum können Nagel und Nagelmatrix fehlen oder an der Spitze findet sich ein Nagelrest (Abb. 124).

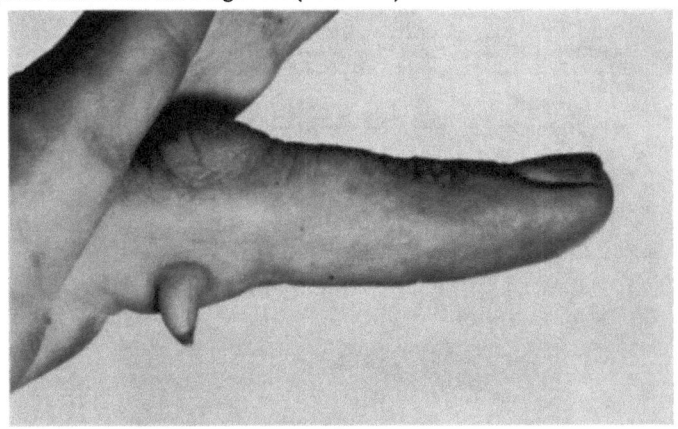

Abb. 124. Rudiment eines überzähligen Fingers mit angedeutetem Nagel

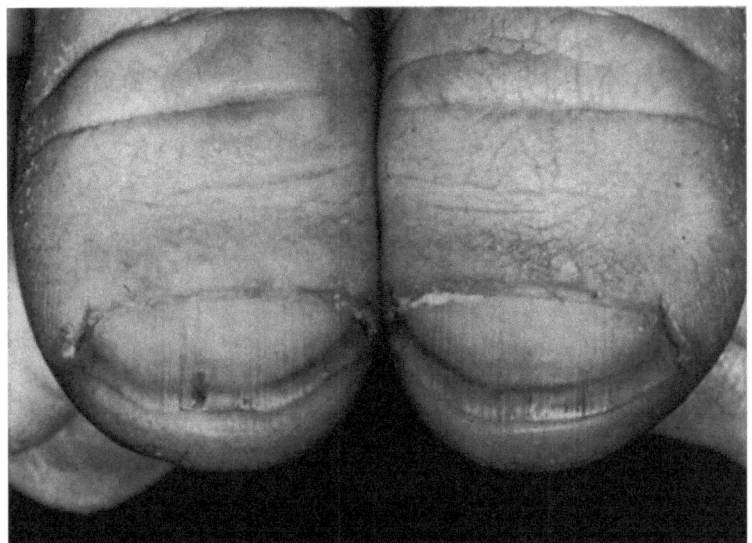

Abb. 125. en raquette-Nägel

Entwicklungsstörungen

Tennisschläger-Nägel (ungues en racquette)

Hierbei handelt es sich um eine echte kongenitale Mißbildung der Daumen (le ponce en racquette) mit entsprechender Verformung der Daumennägel. Da das Daumenendglied verkürzt und verbreitert ausgebildet wird, wächst der Nagel kurz, relativ breit und unter Verlust der seitlichen Falzeinstülpung vor (Abb. 125). Einseitiges wie auch beidseitiges Auftreten kommt vor. Der Vererbungsmodus ist wahrscheinlich dominant. Die Anomalie tritt bei Frauen häufiger als bei Männern auf. Von den 63 Fällen, die von RONCHESE (1951) untersucht wurden, lag bei 31 eine familiäre Belastung vor.

Veränderungen ohne bekannte erbliche Belastung

Pathologische Streifung

Die physiologische Nagelstreifung tritt manchmal excessiv verstärkt auf, wobei die Einzelstreifen so dicht beieinander liegen, daß die Nagelplatte den normalen Glanz verliert, stumpf wird und kosmetisch sehr verunstaltet erscheint (Abb. 126). Dies ist ein häufiger Befund,

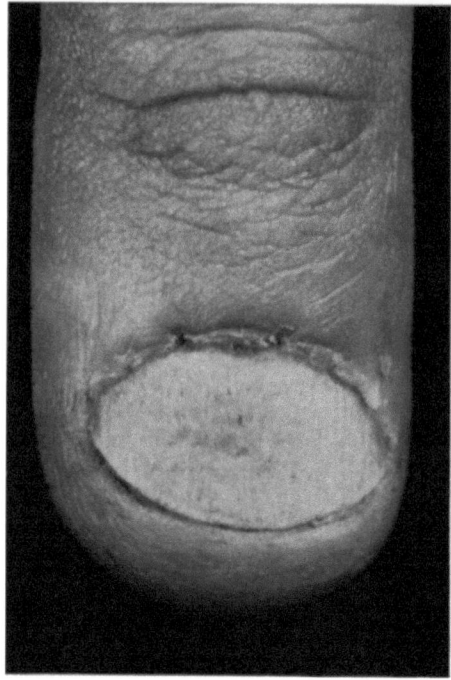

Abb. 126. Starke Längsriffelung eines Fingernagels

der in einer Reihe von Fällen vom Autor über Jahre verfolgt werden konnte. Dabei ergab sich, daß die Streifungen im kindlichen Alter am stärksten ausgeprägt sind und mit zunehmendem Alter langsam verschwinden. Sämtliche Nägel sind betroffen.

Schuppung und Tüpfelung

Veränderungen an der Oberfläche der Nagelplatte, ähnlich dem vorherbeschriebenen Bild, führen auch hier zu einem glanzlosen Aussehen des Nagels, dessen Form kaum verändert ist. Kleine, unregelmäßig stehende Tüpfel und oberflächliches Abschuppen machen den Nagel rauh. Die Tüpfel entstehen zweifellos durch die Ablösung von Hornteilen.

Koilonychie

Bei Kindern ist die Koilonychie in den ersten zwei Lebensjahren sehr verbreitet. Sie schwindet dann normalerweise spontan, in seltenen Fällen kann sie ohne sichtbare Ursache bis in das Erwachsenenalter fortbestehen. Die Veränderung selbst ist harmlos. Alle bekannten Ursachen sollten jedoch ausgeschlossen werden, bevor man sie als entwicklungsbedingt abtut. Angeborene Fälle sind von HELLIER (1950) beschrieben worden.

Pathologische Krümmung der Nagelplatte

Die überstarke Krümmung der seitlichen Nagelränder kann an einem oder mehreren Nägeln auftreten. Die Nagelplatte selbst erscheint oft geringgradig verdickt — eine echte Hypertrophie ist selten. Die sehr stark ausgeprägte Längskrümmung kann zur Abhebung aus dem Nagelbett mit nachfolgender Onycholyse führen. Ebenso kann es zur partiellen Abschnürung des Nagelbettgewebes dicht an den Fingerspitzen kommen. Der Prozeß ist sehr schmerzhaft. Ähnliche Veränderungen findet man gelegentlich an den Großzehen als Folge schlechtsitzenden Schuhwerks, in seltenen Fällen auch als Komplikation einer Psoriasis. Manchmal treten die Erscheinungen im mittleren Lebensalter ohne sichtbare Ursache auf.

Bei auftretender Nekrose des subungualen Gewebes ist die Extraktion der Nagelplatte erforderlich und muß eventuell mehrmals wiederholt werden.

Onycholyse

(Eingehendere Beschreibung s. Kap. 11.)
Sie tritt nur selten als entwicklungsbedingte Störung auf. Die Therapie richtet sich ausschließlich auf die Beseitigung der Sekundärinfektionen unterhalb der Nagelplatte.

Sonstige Veränderungen

Eine Reihe weiterer Mißbildungen wurde verschiedentlich beobachtet, ihre Seltenheit erlaubt es bislang jedoch nicht, sie als wohldefinierbare Krankheiten zu klassifizieren. Erwähnt sei eine Veränderung, die sich durch Verdickung der Kleinzehennägel mit krallenartigem Aussehen auszeichnet und zusätzlich noch Hyperkeratosen an den Füßen oder anderen Körperstellen aufweist. Bei einer Gelegenheit fand sich eine Nagelhypertrophie an den Kleinzehen im Verein mit excessiver Streifung an den übrigen Nägeln.

Bei zwei weiteren Patienten wurden Veränderungen beobachtet, die einer auf die Zehennägel beschränkten kongenitalen Pachonychie glichen. Bei Ansicht von vorn ähnelte die Form der Nägel einem umgekehrten V. Wie bei der pathologischen Streifung sind diese Erscheinungen bei Kindern oft deutlich sichtbar, um sich mit zunehmendem Alter zu verlieren.

Literatur

ACHTEN, G.: L'ongle normal et pathologique. Dermatologica **126**, 229 (1963).
— et J. M. SIMMONART: L'ongle: Etude histochimique et mycologique. Ann. Derm. Syph. **90**, 569 (1963).
BEAN, W. B.: A note on finger nail growth. J. invest. Derm. **20**, 27 (1953).
— Nail growth. Arch. intern. Med. **III**, 476 (1963).
BEARN, A. G., and V. A. MCKUSICK: Azure lunulae. J. Amer. med. Ass. **166**, 904 (1958).
BISHT, D. B., and S. S. SINGH: Pigmented bands on nails. A new sign of malnutrition. Lancet **I**, 507 (1962).
BOAS, I. E. V.: Zur Morphologie der Wirbeltierkralle. Morphol. Jb. **21**, 281 (1894).
BRAUN-FALCO, O.: Zur Frage der Psoriasis. Dtsch. Ärzteblatt **63**, 1117, 1195 (1966).
BURROWS, M. T.: The significance of the lunula of the nail. Anat. Rec. **12**, 161 (1917).
CAMPBELL, G. S.: Peculiar pigmentation following the use of a purgative containing phenolphthalein. Brit. J. Derm. **43**, 186 (1931).
CLARK, W. E. LE GROS: The antecedents of man. Edinburgh 1959.
CLOUSTON, H. R.: A hereditary ectodermal dystrophy. Canad. med. Ass. J. **21**, 18 (1929).
COLE, H. N., J. E. RAUSCHKOLB, and J. TOOMEY: Dyskeratosis congenita with pigmentation, dystrophia unguis, and leukokeratosis oris. Arch. Derm. Syph. (Chic.) **21**, 71 (1930).
DEMIS, D. J., and M. R. WEINER: Alopecia universalis, onychodystrophy and total vitiligo. Arch. Derm. Syph. (Chic.) **88**, 195 (1963).
EDWARDS, E. A.: Nail changes in functional and organic arterial disease. New Engl. J. Med. **239**, 362 (1948).

FLINT, M. H.: Some observations on the vascular supply of the nail bed and terminal segments of the finger. Brit. J. plast. Surg. 7, 186 (1955).
FRANK, J., and W. C. SANFORD: A remarkable case of skin disease. Amer. J. med. Sci. 102, 164 (1891).
FRANKLIN, J. L.: Pachyonychia congenita. Proc. Roy. Soc. Med. 23, 263 (1938).
HALL, G. H.: The cause of digital clubbing. Testing a new hypothesis. Lancet I, 750 (1959).
HALPERN, L. K., and C. W. LANE: Treatment of periungual warts. Missouri Med. 50, 765 (1953).
HAMILTON, E. D. B.: Nail studies in rheumatoid arthritis. Ann. rheum. Dis. 19, 167 (1960).
HAMILTON, J. B., H. TERADA, and G. E. MESTLER: Studies of growth throughout the life span in Japanese; growth and size of nails and their relationship of age, sex, heredity and other factors. J. Geront. 10, 401 (1955).
HELLER, J.: Dystrophia unguium mediana canaliformis. Dermat. Z. 51, 416 (1928).
HELLIER, F. F.: Hereditary koilonychia. Brit. J. Derm. 62, 213 (1960).
HILLMAN, R. W.: Finger nail growth in the human subject. Rates and variations in 300 individuals. Hum. Biol. 27, 274 (1955).
HORSTMANN, E.: Anatomie der Haut und ihrer Sinnesorgane ihrer Anhangsorgane. In: Dermatologie und Venerologie Bd. I, Teil I. Thieme Stuttgart 1961.
ILLIG, L.: Die Topographie der peripheren Zirkulation der Haut. Arch. klin. exp. Derm. 219, 101 (1963).
JALILI, M. A., and S. AL-KASSAB: Koilonychia and cystine content of nails. Lancet 2, 108 (1959).
JARRETT, A., and R. C. I. SPEARMAN: The histochemistry of the human nail. Arch. Derm. 94, 652 (1966).
KLIGMAN, A. M.: Why do nails grow out instead of up? Arch. Derm. Syph. (Chic.) 84, 313 (1961).
Lancet: Leading Article, Clubbing of the fingers and osteoarthropathy. Lancet 2, 390 (1959).
LEES, D. H., S. D. LAWLER, J. H. RENWICK, and J. M. THODAY: Anonychia with ectrodactyly. Clinical and linkage data. Ann. hum. Genet. (Lond.) 22, 69 (1957).
LEVAN, N. E.: Congenital defect of thumb nails. Arch. Derm. Syph. (Chic.) 83, 938 (1961).
LEWIS, B. L.: Microscopic studies of foetal and mature nail and surrounding soft tissue. Arch. Derm. Syph. (Chic.) 70, 732 (1954).
—, and H. MONTGOMERY: The senile nail. J. invest. Derm. 24, 11 (1955).
LLOYD-DAVIES, R. W., and G. C. BRILL: The aetiology and out-patient management of ingrowing toe nails. Brit. J. Surg. 50, 592 (1963).
MAGUIRE, A.: Amodioquine Hydrochloride. Corneal deposits and pigmented palate and nails after treatment of chronic discoid lupus erythematosus. Lancet I, 667 (1962).
MITCHELL, J. C.: A clinical study of leukonychia. Brit. J. Derm. 65, 121 (1953).

MUEHRCKE, R. C.: The finger nails in chronic hypoalbuminaemia. Brit. med. J. 1, 1327 (1956).
O'DONOVAN, W. J.: Affections of the nails. Practitioner 141, 177 (1938).
ORMSBY, O. S., and H. MONTGOMERY: Diseases of the skin. 8th Edition, p. 1439. London: Henry Kimpton 1954.
PFISTER, R., und E. G. WEIRICH: Wachstum und Gestaltung der Nägel. Hautarzt 7, 97, 145 (1956).
PINKUS, F.: In: J. JADASSOHN: Handbuch der Haut- und Geschlechtskrankheiten, I/I. Berlin: Julius Springer 1927, 267—289.
RAY, L.: Onycholysis. Arch. Derm. Syph. (Chic.) 88, 181 (1963).
RENWICK, J. H.: The genetics of the nail-patella syndrome. London: Thesis 1956.
—, and S. D. LAWLER: Genetical linkage between the A.B.O. and nail patella loci. Ann. hum. Genet. (Lond.) 19, 312 (1955).
RONCHESE, F.: Peculiar nail anomalies. Arch. Derm. Syph. (Chic.) 63, 565 (1951).
SAMMAN, P. D.: The human toe nail. Its genesis and blood supply. Brit. J. Derm. 71, 296 (1959).
— The nails in lichen planus. Brit. J. Derm. 73, 288 (1961 a).
— The ventral nail. Arch. Derm. Syph. (Chic.) 74, 1030 (1961 b).
—, and B. STRICKLAND: Abnormalities of the finger nails associated with impaired peripheral blood supply. Brit. J. Derm. 74, 165 (1962).
—, and W. F. WHITE: The yellow nail syndrome. Brit. J. Derm. 76, 153 (1964).
SIBINGA, M. S.: Observations on growth of finger nails in health and disease. Pediatrics 24, 225 (1959).
STERN, H., S. D. ELEK, D. N. MILLAR, and H. F. ANDERSON: Herpetic whitlow. A form of cross-infection in hospitals. Lancet 2, 871 (1959).
STONE, O. J., and J. F. MULLINS: Experimental studies on chronic paronychia. Arch. Derm. Syph. (Chic.) 89, 455 (1964).
TERRY, R.: White nails in hepatic cirrhosis. Lancet I, 757 (1954 a).
— Red half-moons in cardiac failure. Lancet 2, 842 (1954 b).
TUFFANELLI, D., R. K. ABRAHAM, and E. I. DUBOIS: Pigmentation from antimalarial therapy. Arch. Derm. Syph. (Chic.) 88, 419 (1963).
WISE, F., and M. B. SULZBERGER: Drug eruptions: I. Fixed Phenolphthalein Eruptions. Arch. Derm. Syph. (Chic.) 27, 549 (1933).
ZAIAS, N.: Embryology of the human nail. Arch. Derm. Syph. (Chic.) 87, 37 (1963).

Sachverzeichnis

Abgeschliffene Zehennägel 71
Acanthosis nigricans 95
Acrodermatitis continua suppurativa 24
Akrosklerose, Nagelveränderungen bei 49
Akutes Trauma 60
Allgemeinerkrankungen, Nagelveränderungen bei 50
Alopecia areata 81
— —, Nagelveränderungen 91—93
Altersnagel 58
Anatomie des Nagels 1—11
Anonychie, kongenitale 11
Argyrie, Nagelveränderungen bei 13
Arterio-venöse Anastomosen, Trommelschlegelfinger bei 57
Arzneimittelexanthem 86

Beau-Reilsche Furchen 12, 52
— — bei Raynaud-Syndrom 47
Blutung 13
Blutversorgung 5
Brüchigkeit des Nagels 11

Candida albicans-Infektion 40
Chronische Paronychie 35
— —, Behandlung der 39
—, Traumatisierung 62
Cuticula 2
Cuticulaverletzungen 62

Dermatomyositis 95
Dermatophyten 27
Diagnose der Nagelerkrankungen 11—16
Digitalarterien 5
Dorsalcysten 76
Dysplasie, kongenitale ektodermale 101
Dystrophia mediana canaliformis 15, 66, 83

Eingewachsene Nägel 67
Eisenmangelanämie 51
Ektodermale Dysplasie, kongenitale 101

Ekzem 40
Endokarditis, Splitterblutungen bei 58
Endphalanx 2
Entwicklungsstörungen 97
Epidermophyton floccosum 28
Epidermolysis bullosa h. d. 86
Eponychium 2, 4
Exostosen 76

Farbstoffeinlagerungen 12
— nach Dimethylchlortetracyclin 12
— nach Resochin 12
— bei Argyrie 13
Farbveränderungen 12, 52
— bei Onychomykose 56
— nach Nagellack 71
Fibrome 75
Fluorescenz 12

Gefäßspasmen 46
Gelbe Nägel-Syndrom 49
Glomuskörper 8
Glomustumoren 77
Griseofulvinbehandlung 32

Habituelle Verunstaltung 62
Hämatom 60
Hepatolentikuläre Degeneration, Lunulafärbung bei 55
Herpes simplex 81
Herzinsuffizienz, Farbveränderungen bei 55
— Nagelveränderungen bei 56
Hypalbuminämie, Streifung bei 54
Hyperkeratosen, subunguale 2
Hypertrophie 13
— bei Kontaktdermatitis 43
Hypertrophische Nägel 69
Hyponychium 2

Kalilaugenpräparat 30
Keratin 2
Koilonychie 13, 51, 107
—, Cystingehalt bei 51
— bei Raynaud-Syndrom 52

Sachverzeichnis

Kongenitale Anonychie 11
— ektodermale Dysplasie 101
— ichthyosiforme Erythrodermie 11
Kontaktdermatitis 40
— durch Kosmetika 71
Kosmetika 71
Krätze 81
Krümmung der Nagelplatte 107

Längsstreifung 12
— bei Polyarthritis 58
—, pigmentierte 77
— bei Lichen ruber 89
Lebercirrhose, Farbveränderungen bei 53
Lepra 83
Leukonychia mycotica 12
Leukonychie 55, 104
Lichen ruber planus 87
Lunula 2
Lupus erythematodes diss. 95

Maligne Tumoren 78
Malignes Melanom 12, 79
Morbus Pringle, periunguale Fibrome bei 75
Masern, Nagelwachstum bei 11, 59
Mumps, Nagelwachstum bei 11

Naevuszellnaevi 12, 77
Nagelbeißen 63
Nageldystrophien 79
—, nach Trauma 59
Nagelfalzspäne 60
Nagelkosmetika 71
Nagelmatrix 2
Nagelmykosen 27
—, Pilznachweis bei 30
—, Behandlung der 31
Nagel-Patella-Syndrom 100
Nagelplatte, synthetische 71
—, Wasseraufnahme 73
Nagelstreifung 15
—, pigmentierte 56
—, pathologische 106
Nagelsymptome 11
Nageltasche 2
Nageltumoren 73
Nagelwachstum 10
Nystatin-Behandlung 39

Onychodystrophia psoriatica 19
— —, Behandlung 23
Onychodystrophie, bei Ekzem 43
Onychogrypose 69

Onycholysis 13, 52, 85, 107
— bei Psoriasis vulgaris 17
— bei Kontaktdermatitis 43
— bei Zirkulationsstörungen 47
— bei Yellow Nail-Syndrom 50
Onychomykose, Pigmentierungen bei 56
Onychorhexis 15
Onychoschisis 72

Pachyonychia congenita 97
Paronychie 79
Pemphigus 95
Periodischer Nagelverlust 98
Periunguale Fibrome 75
Physiologie des Nagels 1—11
Pigmentierte Naevi 77
Pigmentstreifen 56
— nach Trauma 61
— bei Naevi 77
Pityriasis rubra pilaris 93
Polyarthritis, Längsstreifung bei 58
Psoriasis vulgaris 2, 16
— pustulosa 24
Pterygium 14
— bei Gefäßspasmen 47
— bei Lichen ruber 47

Reiter-Syndrom 95
Raynaud-Syndrom 45
Röntgendermatitis 95
Röntgentherapie bei Nagelsporiasis 23

Scabies norvegica 81
Schichtweises Aufsplittern 72
Schleimcysten 76
Schuppung des Nagels 107
Scopulariopsis brevicaulis 28, 34
Sklerodermie, Nagelveränderungen bei 5, 46
Sohlenhorn 2
Spinaliom 78
Splitterblutungen 13, 58
Subunguale Exostosen 76
Synovialcysten 76
Syphilis, Nagelveränderungen bei 83

Tennisschlägernägel 106
Tinea unguium 27—34
Totale Leukonychie 104
Traumatisch bedingte Nagelveränderungen 59
Triamcinolon-Injektionen bei Nagelpsoriasis 23

Sachverzeichnis

Trichophyton Mégnin 28
— mentagrophytes 28
— rubrum 28
— Schönleinii 28
— sulphureum 28
— violaceum 28
Trommelschlegelfinger 56
Tüpfelung 14
— bei Psoriasis vulgaris 16
— bei Alopecia areata 91
Tumorbedingte Nagelveränderungen 73

Überzählige Finger 105
Unguis incarnatus 67

Verlust des Nagels 71
— — — bei Lichen ruber 87

Verlust des Nagels, periodischer 98
Verrucae vulgares 73
Vitiligo, Tüpfelung bei 93

Wachstumsrate 10
— bei Parotitis epidemica 11
Wachstumsverlangsamung, bei
    Yellow Nail-Syndrom 49
—, bei kongen. ektodermaler
    Dysplasie 103
Warzen 73
Wilsonsche Erkrankung, Farbveränderungen bei 55

Yellow Nail-Syndrom 11, 49

Zirkulationsstörungen 45
— bei Pterygium 47

Herstellung: Konrad Triltsch, Graphischer Betrieb, Würzburg

Erschienene Bände der Heidelberger Taschenbücher

1 Max Born: Die Relativitätstheorie Einsteins
4. Auflage. Mit 143 Abbildungen. XII, 329 Seiten. 1964. DM 10,80

2 K. H. Hellwege: Einführung in die Physik der Atome
2. erweiterte Auflage. Mit 80 Abbildungen. VIII, 162 Seiten. 1964. DM 8,80

3 Wolfhard Weidel: Virus und Molekularbiologie
2. erweiterte Auflage. Mit 26 Abbildungen. VIII, 160 Seiten. 1964. DM 5,80

4 L. S. Penrose: Einführung in die Humangenetik
Mit 32 Abbildungen. VIII, 121 Seiten. 1965. DM 8,80

5 Hans Zähner: Biologie der Antibiotica
Mit 68 Abbildungen. VIII, 113 Seiten. 1965. DM 8,80

6 Siegfried Flügge: Rechenmethoden der Quantentheorie
3. Auflage. Mit 30 Abbildungen. X, 281 Seiten. 1965. DM 10,80

7/8 G. Falk: Theoretische Physik I und I a
auf der Grundlage einer allgemeinen Dynamik
Band 7: Elementare Punktmechanik (I). Mit 29 Abbildungen. X, 152 Seiten. 1966. DM 8,80
Band 8: Aufgaben und Ergänzungen zur Punktmechanik (I a). Mit 37 Abbildungen. VIII, 152 Seiten. 1966. DM 8,80

9 Kenneth W. Ford: Die Welt der Elementarteilchen
Mit 47 Abbildungen. XII, 242 Seiten. 1966. DM 10,80

10 Richard Becker: Theorie der Wärme
Mit 124 Abbildungen. XII, 320 Seiten. 1966. DM 10,80

11 P. Stoll: Experimentelle Methoden der Kernphysik
Mit 79 Abbildungen. XII, 178 Seiten. 1966. DM 10,80

12 B. L. van der Waerden: Algebra I
7. neubearbeitete Auflage der Modernen Algebra
XII, 271 Seiten. 1966. DM 10,80

13 H. S. Green: Quantenmechanik in algebraischer Darstellung
VIII, 106 Seiten. 1966. DM 8,80

14 Alfred Stobbe: Volkswirtschaftliches Rechnungswesen
Mit 17 Schaubildern. XVI, 254 Seiten. 1966. DM 10,80

15 Lothar Collatz/Wolfgang Wetterling: Optimierungsaufgaben
Mit 38 Abbildungen. XII, 181 Seiten. 1966. DM 10,80

16/17 Albrecht Unsöld: Der neue Kosmos
Mit 143 Abbildungen. X, 356 Seiten. 1967. DM 18,—

18 Fred Lembeck/Karl-Friedrich Sewing: Pharmakologie-Fibel
Tafeln zur Pharmakologie-Vorlesung
VIII, 117 Seiten. 1966. DM 5,80

19 A. Sommerfeld/H. Bethe: Elektronentheorie der Metalle
Mit 60 Abbildungen. VIII, 290 Seiten. 1967. DM 10,80
20 K. Marguerre: Technische Mechanik
I. Teil: Statik
Mit 235 Figuren. VIII, 132 Seiten. 1967. DM 10,80
21 K. Marguerre: Technische Mechanik
2. Teil: Elastostatik.
Mit 200 Figuren. VIII, 136 Seiten. 1967. DM 10,80
23 B. L. van der Waerden: Algebra II
5. Auflage der Modernen Algebra
XII, 300 Seiten. 1967. DM 14,80
24 Manfred Körner: Der plötzliche Herzstillstand
Akuter Herz- und Kreislaufstillstand
Mit 18 Abbildungen. XII, 113 Seiten. 1967. DM 8,80
25 W. Reinhard: Massage und physikalische Behandlungsmethoden
Mit 52 Abbildungen. VIII, 79 Seiten. 1967. DM 8,80
26 H. Grauert/I. Lieb: Differential- und Integralrechnung I
Mit 25 Abbildungen. X, 200 Seiten. 1967. DM 12,80
27/28 G. Falk: Theoretische Physik II und II a
Band 27: Allgemeine Dynamik und Thermodynamik (II)
Mit 35 Abbildungen. VIII, 220 Seiten. 1968. DM 14,80
Band 28: Aufgaben und Ergänzungen zur Allgemeinen Dynamik und Thermodynamik (II a)
Mit 29 Abbildungen. VIII, 170 Seiten. 1968. DM 12,80
30 R. Courant/D. Hilbert: Methoden der mathematischen Physik I
3. Auflage
Mit 26 Abbildungen. XIV, 469 Seiten. 1968. DM 16,80
31 R. Courant/D. Hilbert: Methoden der mathematischen Physik II
2. Auflage
Mit 57 Abbildungen. XVI, 549 Seiten. 1968. DM 16,80
32 F. W. Ahnefeld: Sekunden entscheiden — Lebensrettende Sofortmaßnahmen
Mit 63 Abbildungen. VIII, 84 Seiten. 1967. DM 6,80
33 K. H. Hellwege: Einführung in die Festkörperphysik I
Mit 98 Abbildungen. VIII, 170 Seiten. 1968. DM 9,80
36 H. Grauert/W. Fischer: Differential- und Integralrechnung II
Mit 25 Abbildungen. XII, 216 Seiten. 1968. DM 12,80
40 M. Neumann: Kapitalbildung, Wettbewerb und ökonomisches Wachstum
Mit 23 Abbildungen. XII, 206 Seiten. 1968. DM 9,80
41 G. Martz: Die hormonale Therapie maligner Tumoren
XI, 82 Seiten. 1968. DM 8,80
42 W. Fuhrmann/F. Vogel: Genetische Familienberatung
Mit 27 Abbildungen. VIII, 98 Seiten. 1968. DM 8,80

Bitte Gesamtverzeichnis der Reihe anfordern!

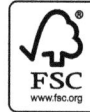

MIX
Papier aus verantwortungsvollen Quellen
Paper from responsible sources
FSC® C105338

If you have any concerns about our products,
you can contact us on
ProductSafety@springernature.com

In case Publisher is established outside the EU,
the EU authorized representative is:
**Springer Nature Customer Service Center GmbH
Europaplatz 3, 69115 Heidelberg, Germany**

Printed by Libri Plureos GmbH
in Hamburg, Germany